腎臓病をなおす

内臓トレーニングで
クレアチニン値は下がる!

はじめに

はじめまして、静岡トレーニングクリニック院長の廣岡です。

医療に従事して20年になります。この間、たくさんの患者さんに接し、充実した仕事をしてきたことを実感しております。それもこれも日本の保険診療という非常に素晴らしいシステムに守られてきたからだと感謝しております。

日本の保健医療制度は、世界に誇れる診療ですが、病気になって初めて保険診療が始まるという大原則があります。今の保健医療制度下では、原則として症状が出ない限り、保険の対象になりません。

健康診断を始め、人間ドックやがん検診、最近注目されているアンチエイジング医療など、健康増進対策もワクチン接種などの予防医療も、保険の対象にはなりません。ともすると、「病気になったら治療するから、病気になったら来てください」とでも言っているような印象を受けます。また、保険診療が正当な医療で、保険が効かない医療は正当ではないかのような印象もあります。しかし、保険がきかない医療にも、その有効性が認められ、保険診療を補うものも多々あります。

このたび皆さんに紹介する『内臓トレーニング』は、人間の身体の基本的なシステムを正常にしようとするもので、健康な人を更に健康にしたり、様々な病気の症状を改善してきました。私は、この内臓トレーニングを西洋医学と東洋医学を合体した統合医療と位置づけ、クリニックでの治療に採り入れています。

内臓トレーニングの良さをご理解いただき、皆さんの健康保持のため、病気改善のために実践されることをお勧めします。

二〇一二年四月吉日

静岡トレーニングクリニック　院長／医学博士

廣岡　孝

第一章　腎臓病治療の現状

第二章　内臓トレーニングにおける治療結果

(3) 192人がどれくらい数値を下げているか調査してみました

(4) 調査の結果

(5) どんな人がクレアチニンの数値を下げているか

第三章　内臓トレーニングとは

第五章　腎臓病改善例

(1) 腎臓病患者の今

① 慢性腎臓病患者も透析患者数も、増加の一途をたどっている

腎臓の働きが慢性的に低下していく病気を、慢性腎臓病（ＣＫＤ）といいます。慢性腎臓病は生活習慣病やメタボリック症候群との関連も深く、誰もがかかる可能性のある病気です。現代の豊かな生活が原因でしょうか、慢性腎臓病患者も透析患者も年々増加の一途をたどっています。

平成22年現在、慢性腎臓病は1，３３０万人（日本腎臓学会調べ）、新規に透析に入る患者数は約3万7，０００人（平成23年日本透析医学会調べ）となり、全透析患者数は29万7，０００人（日本透析医学会調べ）を超えました。腎臓病は今や「新しい国民病」と言われるようになってしまいました。

なお、日本では毎年新規に腎臓移植を行う人が1，201人（平成20年日本移植者協議会調べ）と、透析の方の1割にも満たない数となっています。

腎臓移植には、生体腎移植と死体腎移植があります。生体腎移植は、腎臓移植希望者と提供者が合意すれば、移植が行なわれます。死体腎移植は、脳死または心停止状態の人の腎臓をもらうことになります。移植を希望する人は、透析に入っている人だけで毎年3万人を超えており、提供者数よりも希望者数のほうが圧倒的に多くなっています。

このため、日本では子供さんを除いて、透析患者の移植を優先し、透析前の患者さんの移値は行われていません。制度上、一度透析に入らなければ移植ができないことになっているのです。

腎臓は毒素を排出して体を正常な状態に保つ重要な役割を担っています。このため、腎臓の機能が壊れることによって、脳卒中や心筋梗塞などの重篤な病気が発症してしまいます。厚生労働省は、腎臓病を「戦略研究」と銘打ち、医学界に総力を挙げて研究に取り組ませています。しかし、患者数の増加に歯止めが掛かっていません。

【年別透析患者数、導入患者数、死亡患者数推移】

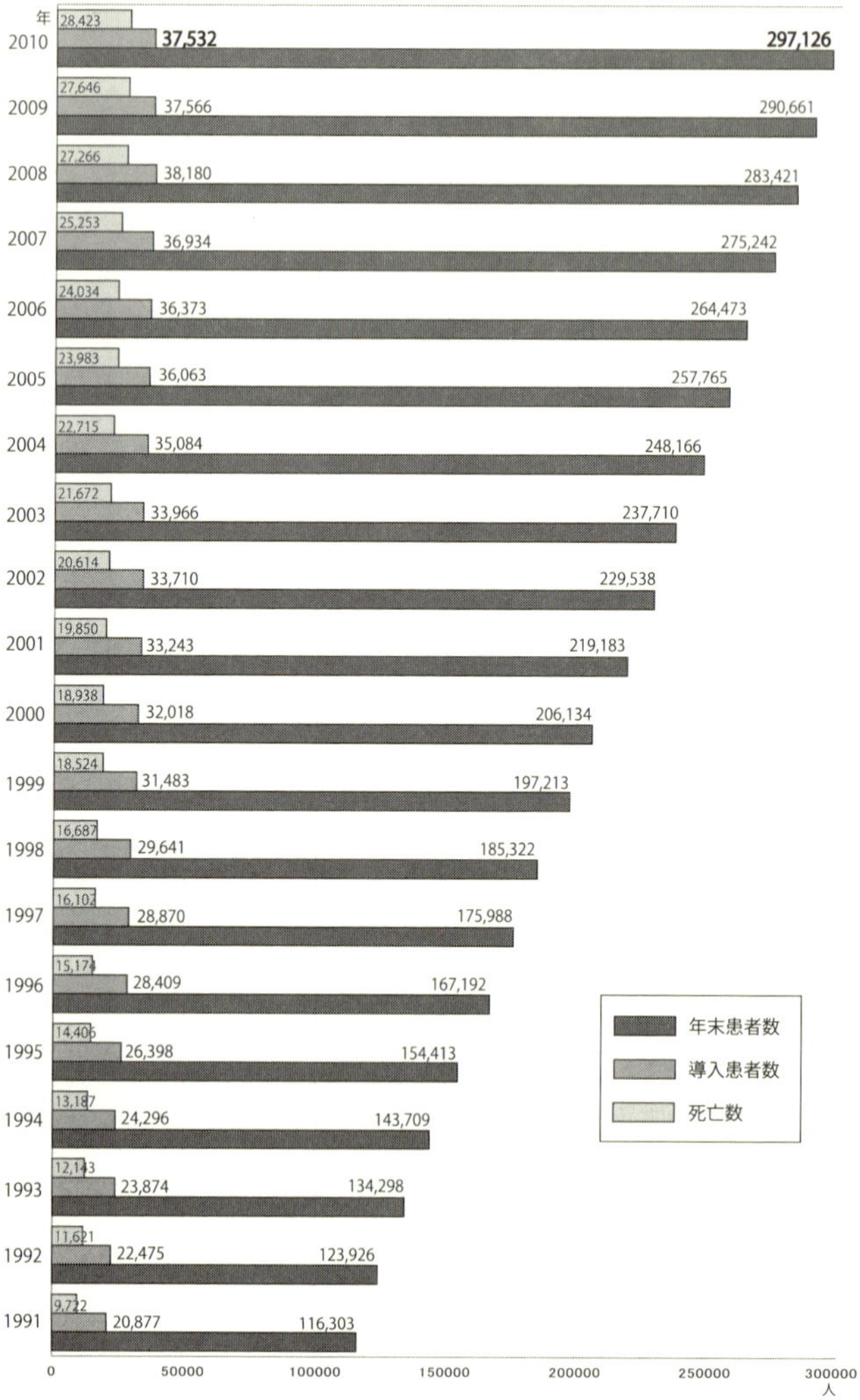
年
2010
28,423
37,532
297,126
2009
27,646
37,566
290,661
2008
27,266
38,180
283,421
2007
25,253
36,934
275,242
2006
24,034
36,373
264,473
2005
23,983
36,063
257,765
2004
22,715
35,084
248,166
2003
21,672
33,966
237,710
2002
20,614
33,710
229,538
2001
19,850
33,243
219,183
2000
18,938
32,018
206,134
1999
18,524
31,483
197,213
1998
16,687
29,641
185,322
1997
16,102
28,870
175,988
1996
15,174
28,409
167,192
1995
14,406
26,398
154,413
1994
13,187
24,296
143,709
1993
12,143
23,874
134,298
1992
11,621
22,475
123,926
1991
9,722
20,877
116,303
0
50000
100000
150000
200000
250000
300000
人
年末患者数
導入患者数
死亡数

日本透析医学会「わが国の慢性透析療法の現況」(2010年12月31日)

②高額な医療費が、透析患者の環境を変えつつある

透析に要する医療費も歯止めがかかりません。

一人当たりの透析の年間費用は、６２０万円（尼崎市役所調べ）とも言われています。このうち個人負担分は年間約12万円で、治療費の９割を国と地方自治体そして企業の健康保険組合が負担しています。国全体の総額は１兆８，０００億円を超えていることになります。

このため、透析に関わる保険点数が年々削減されてきており、夜間に透析を行う施設が減少したり、透析スタッフの人数が減らされる現象が出てきています。

更に深刻なのは、透析の補助金の工面に苦しむ市町村も出てきていることであり、透析患者の個人負担増を求める声も聞こえるようになってきました。このように、透析医療に関わる環境が徐々に変わりつつあり、透析患者にとって厳しい時代になってきていると言えるでしょう。

(2) 腎臓の働きと腎臓病の種類

腎臓の医学的な働きについては、他の医学書に譲って腎臓病に限って述べてみます。

① 腎臓の構造

腎臓は、そらまめのような形をした握りこぶしくらいの大きさの臓器で、腰のやや上に左右ほぼ対称に2個あります。図に示したようにネフロン約100万個で1つの腎臓を構成しています。

この精密な構造を持つ腎臓は、どのような働きをしてくれているのでしょうか。また、機能が失われることで、どのような症状がでてくるのでしょうか。

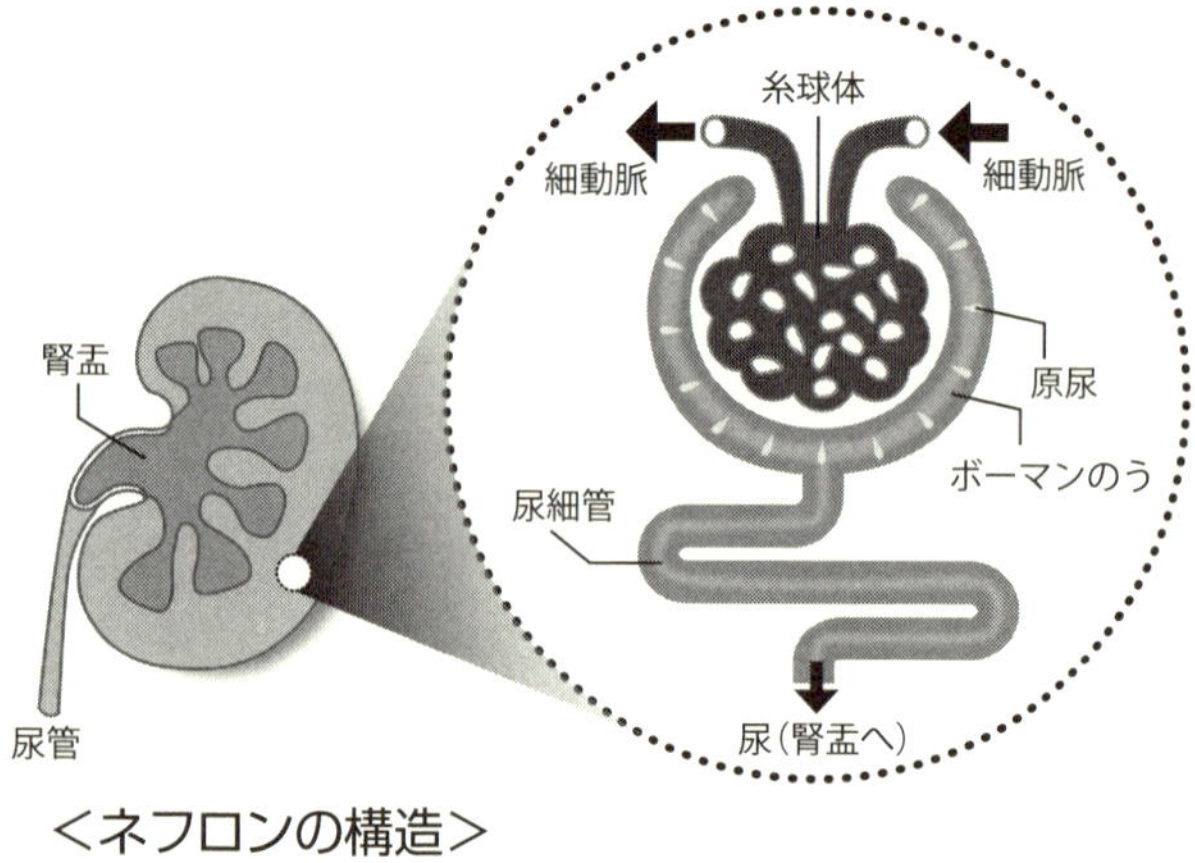

<ネフロンの構造>

②腎臓の働き

老廃物の排出

腎臓は血液をろ過して、代謝産物（クレアチニン）や老廃物（尿素窒素、尿酸など）や塩分を、尿として体の外へ排出してくれます。機能が低下してくると老廃物や余分な水分が体内にたまり、むくみが出たり、体がだるくなります。

さらに毒素が排出できなくなると、吐き気や頭痛、食欲不振などの尿毒症を起こします。末期には、心不全や肺水腫などの合併症を起こし、生命の危機に陥ってしまいます。

血圧の調節

腎臓は人体機能を、維持するために、心臓から送り出される血液の20％強もの供給を受けている臓器で血圧と密接な関係があります。通常は血圧を安定させるため、体内の水分と塩分量を調整しています。しかし、腎臓病になると血圧が高くなるよ

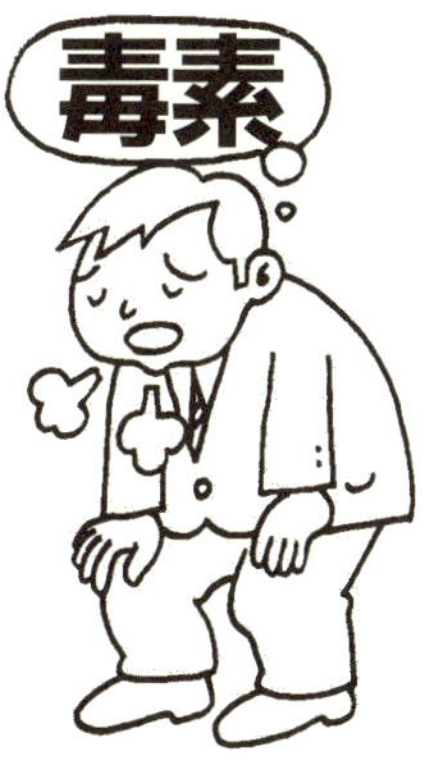

うな働きをしてしまうのです。

腎臓の機能が低下してくるとレニンと呼ばれる酵素の分泌量が増えます。このレニンは血液中のタンパク質に働きかけ、アンジオテンシンとよばれるポリペプチドを作ります。この物質が血管を収縮させるので血圧が高くなるのです。

高血圧は、慢性病の温床で腎臓だけでなく、ほかの臓器や血管に負担をかけてしまいます。

■造血作用■

腎臓から出るホルモン（エリスロポエチン）が骨髄に働きかけ、血液中の赤血球の生産を促します。腎臓の働きが悪くなると、このホルモンが出てこなくなってしまうため、血液が十分につくられず貧血になります。貧血になると疲れやすい、食欲不振、頭痛、動悸、息切れ、めまい、立ちくらみなどの症状が出てきます。

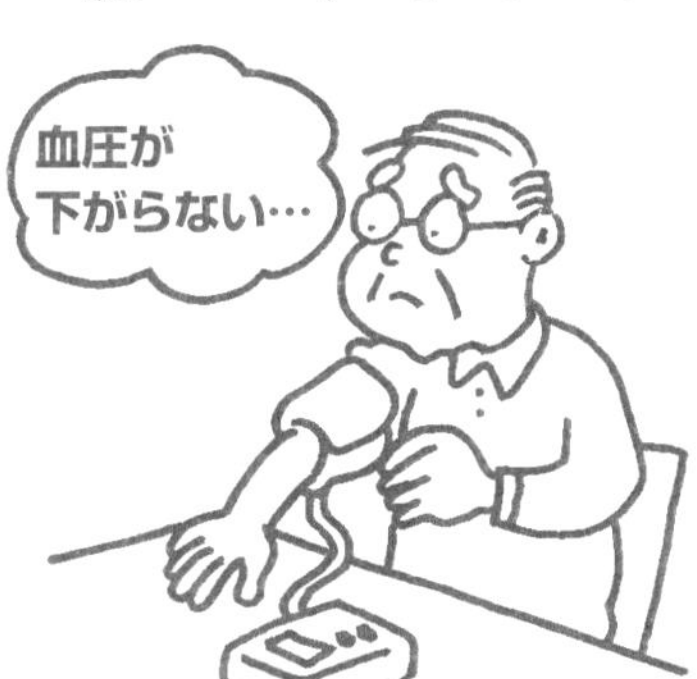

■水分調節■

体の水分や電解質（ナトリウム、カリウム、リン、カルシウム、マグネシウムなど）は不可欠なものですが、多すぎても少なすぎても悪影響がでます。腎臓はそれらの量を調節することで、体内環境のバランスを保っています。

腎臓は、１日におよそ１５０ℓの水分をろ過していますが、その99％は再吸収され、残り１％、約1.5ℓほどが尿として排出されます。機能が低下して体液量の調節がうまくいかなくなると、体がむくんでしまいます。

また、イオンバランスがくずれると、疲れやめまいなど、体にさまざまな不調が現れます。ナトリウムは血圧、カリウムは心臓、リンは骨、カルシウムは血管壁、マグネシウムは筋肉や神経などに、多大な影響を与えます。

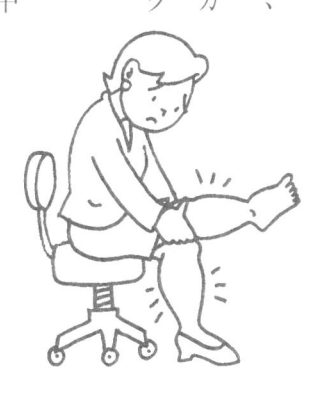

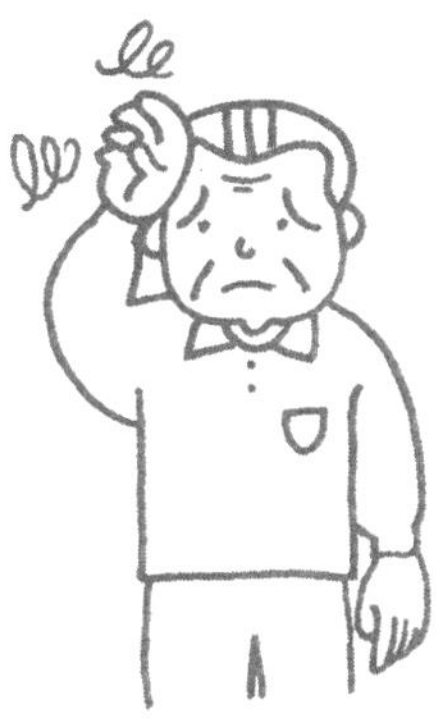

骨の強化

骨の発育には複数の臓器が関わっていますが、その中でも腎臓は、カルシウムを体内に吸収させるのに必要な活性型ビタミンDをつくっています。腎臓の働きが悪くなると、活性型ビタミンDが低下し、カルシウムが吸収されなくなって、骨が弱くなる骨粗しょう症などの症状が出てきます。

「肝腎要」という言葉のとおり、腎臓が人体にとって大切な臓器であることをご理解いただけたと思います。

なお、食べ物はもちろん、お酒も、タバコも、薬もサプリメントも体内に入った異物のほとんどは、腎臓を通過して処理されます。よく、薬の中でも漢方薬は害がないと思っている人がいますが、漢方薬も腎臓で処理しなければなりません。体内に入ったすべてのものは、腎臓に負担をかけていることを理解しましょう。腎臓が負うべき負担を超えたとき、腎臓病が始まります。

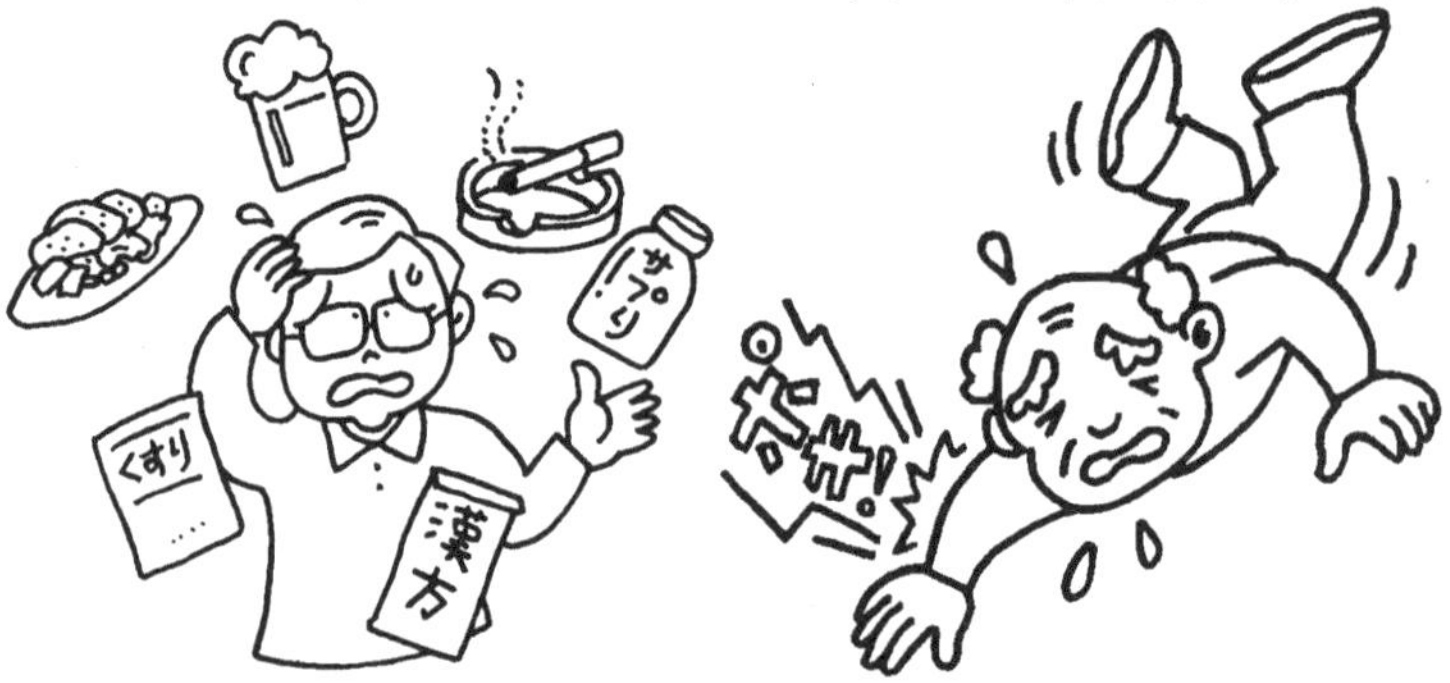

③ 腎臓は年と共に劣化していきます

人間は年を重ねる度に老化が進みます。内臓も老化が始まり、腎臓もその例に漏れず、年齢と共に機能が低下していきます。ただ、年の取り方が人それぞれ違うように、腎臓機能の衰え方もライフスタイル、食事の取り方などにより人それぞれ違ってきます。腎臓機能が衰えはじめても、若いころは体力もあり、病気を自覚することもなく、その進行にも気付きません。そして、国民の8割は自覚症状もなく、腎臓病と診断されることもなく、人生を全うします。

そんな中で、不幸にして腎臓病になってしまった人たちは、遺伝性の腎臓病を除くと、一般的に高齢になるほど腎臓の機能低下が顕著になり、人によっては足のむくみや高血圧、だるいとか、疲れやすいなどの症状が出てきます。更に劣化が進むと透析に入るわけですが、透析に入る人の平均は男性で65歳、女性は69歳となっています。

④ 腎臓病の種類

腎臓の働きが衰えてくると、一般に慢性腎臓病とか慢性腎不全と診断されます。しかし、この名称は「腎臓の機能が衰えてきていますよ」と、腎臓の働きの状態を表した病名です。いわゆる「警告のための名称」と考えると、わかりやすいでしょう。

ですから、腎臓のどの機能が衰えてきているのか、腎臓のどの部分が壊れているのか、病気の原因がどこにあるかを指摘した名称ではありません。

近年は、医学の進歩により、壊れた部位（原疾患）やその症状から、腎臓病を的確に表現する病名が付けられるようになってきました。まだ、原因が分らない腎臓病もありますが、現在、日本透析医学会が発表している腎臓病の数は、20種類に達しています。

【 透析導入患者の原疾患と平均年齢 】

腎硬化症
74.61
腎・尿路結核
74.00
腎・尿路腫瘍
69.89
骨髄腫
69.81
閉塞性尿路障害
69.59
腎・尿路結石
69.25
急速進行性糸球体腎炎
69.20
慢性糸球体腎炎
67.46
アミロイド腎
66.23
糖尿病性腎症
66.09
慢性腎盂腎炎
66.00
悪性高血圧
63.70
痛風腎
63.04
その他分類不能の腎炎
62.21
ＳＬＥ腎炎
61.47
多発性のう胞腎
61.22
妊娠腎・妊娠中毒症
60.85
移植後再導入
56.42
先天性代謝異常による腎不全
47.19
腎形成不全
37.78
0
10
20
30
40
50
60
70
80
年齢

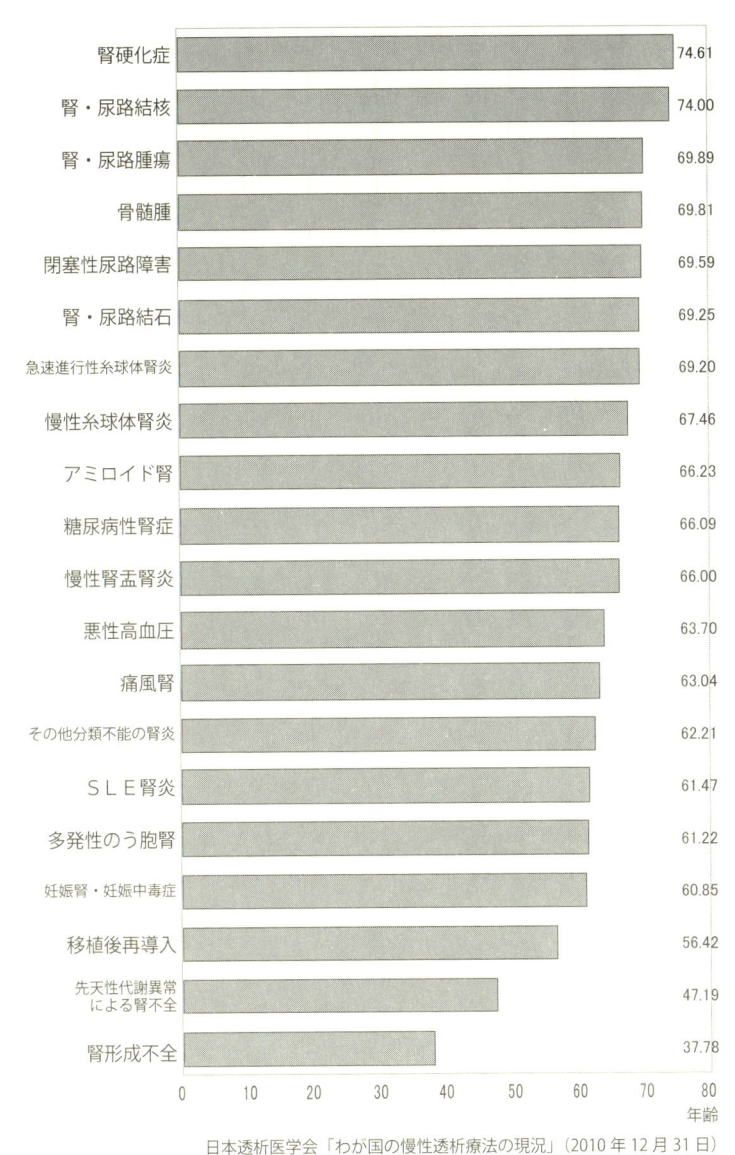

日本透析医学会「わが国の慢性透析療法の現況」（2010 年 12 月 31 日）

代表的な腎臓病について述べてみます。

□糖尿病性腎症□

現代日本の豊かな食生活と運動不足の生活により、糖尿病患者の数は年々増加し、日本の糖尿病の患者数は８９０万人、予備軍を含めると2，２１０万人と推定されています（国民健康・栄養調査 ２００７年）。

糖尿病性腎症は網膜症、神経症と合わせて糖尿病の３大合併症のひとつで、糖尿病が進行すると発症します。血液中の糖が腎臓の糸球体の毛細血管を破壊し、老廃物の濾過ができなくなって、高血圧やむくみなどの症状が出てきます。

血管がもろくなり、血管が透析に耐えられなくなる前に、シャント手術をすることにより、他の腎臓病だけの患者よりも早めに透析に入ることになります。

□慢性糸球体腎炎□

糸球体という器官が壊れる病気の総称です。腎臓には糸球体と呼ばれる毛細血管の集まった器官があります。これは全身から老廃物を運んできた血液を濾過する役目を持っています。この糸球体が壊れると体内に再吸収されるはずのタンパク質が尿の中に流れ出て、いわゆるタンパク尿や血尿が出るようになります。この時点ですでに病気が発症し、透析への入り口に立っているのですが、自覚症状がほとんどないため、発見が遅れることが多くなっています。

病気が進行するとむくみやだるさ、疲れやすい、食欲不振などの症状が出てきます。なお、どうして糸球体が壊れるか、その原因はまだ分っていません。

□ＩｇＡ腎症□

慢性糸球体腎炎と同じく、糸球体が壊れる病気の一つです。糸球体に免疫グロブリンのＩｇＡというタンパク質が沈着して発症します。自覚症状はありませんが、病気が進行すると尿タンパクや血尿が出て、食欲不振、疲れやすい、だるいなどの症状が出てきます。腎臓病は比較的高齢者の病気ですが、この病気は10代の若い人も多くなっています。

近年、ステロイドパルス療法や扁桃腺摘出手術が有効と言われ、受診者が増えていますが、ステロイドによる副作用などを心配して、事前に当クリニックを受診される人も増えています。

□ネフローゼ症候群□

糸球体基底膜が壊れることによって、尿に大量のタンパク質が流れ出し、血液中のタンパク質が減少し、むくみやコレステロールなどの脂質が増える病気です。原因は多々あり、糖尿病性腎症や膠原病などが原因のこともあります。

症状としては、尿が出にくくなり、顔や手足のむくみ、胸や腹部に水が溜まったりします。また、血液中に脂肪が溢れるので、血液が固まりやすく免疫力が落ちて感染症に罹りやすくなります。年齢に関係なく発症し、クリニックには小学生の患者も受診しています。

□多発性のう胞腎□

遺伝性があり、腎臓にのう胞（水がたまった袋）ができる病気です。その数が増え、袋が大きくなっていき、腎臓を圧迫して腎臓機能を低下させます。アルブミンなど、血液中のタンパク質の濃度が低下することによって、血液中の脂肪が増え、その結果、感染症にかかりやすくなります。

初期は自覚症状はありませんが、症状が進むと高血圧、食欲不振、疲れやすくだるいなどの症状が出てきます。また、のう胞が大きくなってくると腹部が膨らみ、圧迫感を感じるようになります。

□腎硬化症□

長い間、高血圧を放置しておくと、腎臓の毛細血管が硬く細くなって破壊されていきます。このため血液の流れが細くなり、腎臓も硬くなっていきます。これが腎硬化症といわれる理由です。腎臓が硬くなると、腎臓に十分な血液が流れなくなりますから、腎機能も低下してきます。

初期は自覚症状がありませんが、症状が進むと高血圧、動脈硬化、むくみ、倦怠感、貧血、息切れなど、腎臓病に共通する症状が出ます。

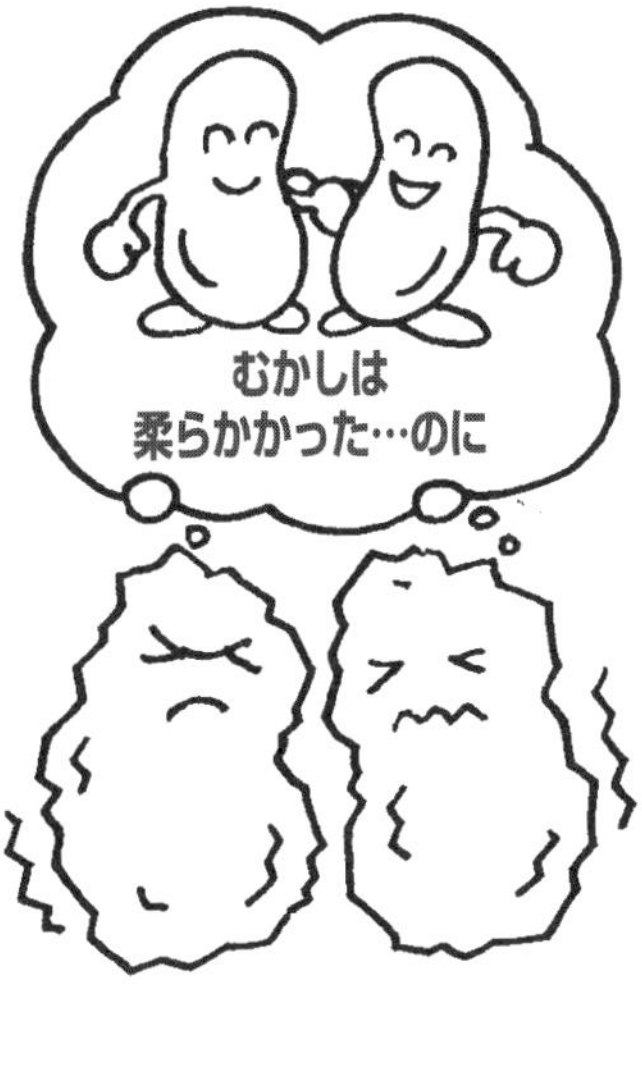

⑤ 原疾患ごとの透析導入割合

腎臓病といっても、様々な病名があることがお分かりいただけたと思います。そこで、透析に至る割合が10％を超える病名を上げてみましょう

日本透析医学会の平成22年の調査では、第一位は、糖尿病性腎症で43．5％、第二位は、慢性糸球体腎炎で21．2％、腎硬化症が11．6％、不明が10．7％となっています。なお、透析に入った人の中には、腎臓移植をしたが何らかの理由によって再度透析に入ってしまった人もいます。

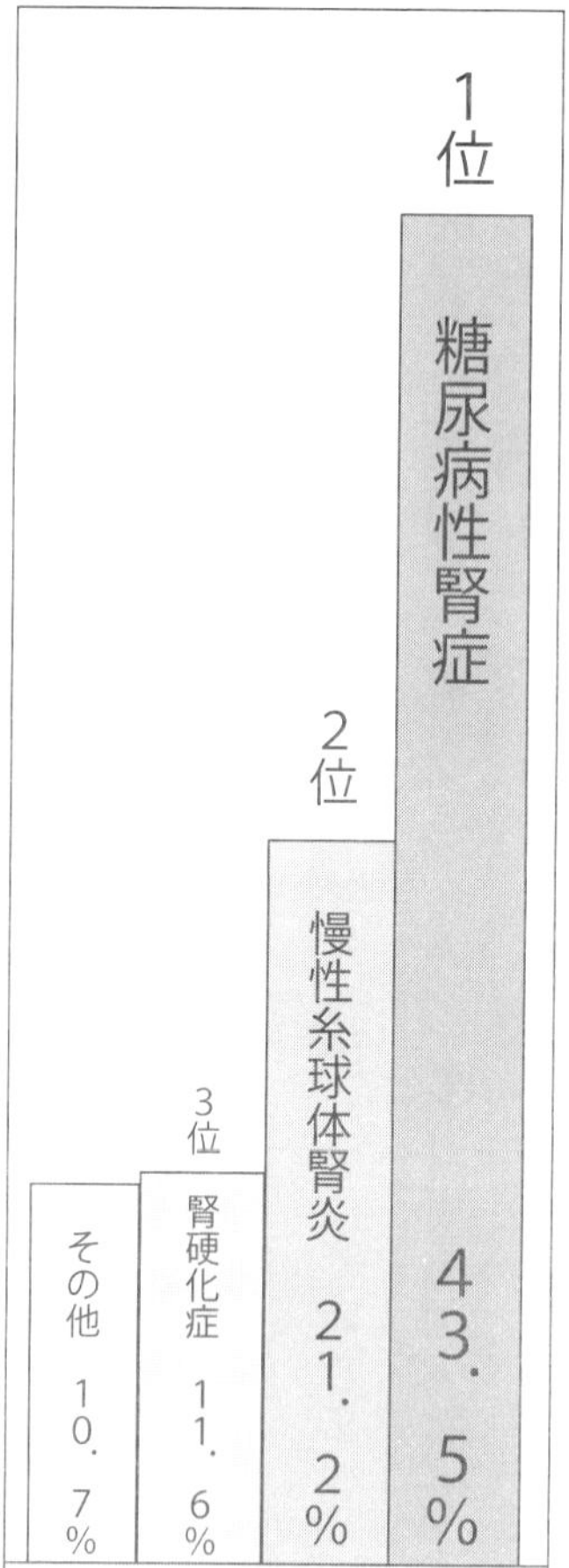

日本透析医学会
「わが国の慢性透析療法の現況」
（2010年12月31日）

⑥ 腎臓病の進行を表す指標の確立

腎臓病は20年、30年と長期にわたる病気です。昔は自覚症状が出て始めて病気の治療が始められましたが、検査技術の進んだ現在は、自覚症状のない早期から病気を把握し、治療が行われるようになってきました。

これに伴い、腎臓が機能を失い始めてから透析に至るまでの流れを段階的に区切って評価し、病状に合わせて治療をするようになってきています。

a．クレアチニンの数値で病気の進行を見る

クレアチニンとは、血液中にある代謝産物の一種です。本来であれば尿として体外へ排出されますが、腎臓機能が衰えてくると血液中に溜まっていきます。そのためクレアチニン値が高いということは、糸球体がこの代謝産物を濾過しきれずに衰えたことを意味します。したがって、血液中に溜まったクレアチニンの量で腎臓機

能の衰えを評価することができます。左の表は、数年前まで、ある学会が使用していたクレアチニンの数値を基準にした腎臓機能の評価表です。

クレアチニンによる
腎臓機能の評価の例
（平成20年以前の評価基準です）

第Ⅰ期	要経過観察	男性が1.2～1.3mg/dl、女性が0.9～1.0mg/dl
第Ⅱ期	中程度の腎不全	男女とも　1.5mg/dl 以上
第Ⅲ期	重症	男女とも　2.4mg/dl 以上
第Ⅳ期	回復困難	男女とも　5mg/dl 以上
第Ⅴ期	人工透析に入る目安	男女とも　10mg/dl 以上

しかし、クレアチニンは、筋肉を動かすことによって産生される代謝産物であり、男女の差、スポーツをしている人としていない人など、筋肉量の大小によって産生される量が違うため、病期を評価するには正確性に欠けます。また、クレアチニン量を調べる検査方法が、２種類あることなどから、病院や医師によって評価の基準が異なり、より正確な評価方法が求められていました。

b. eGFRの登場

そこで平成20年に登場したのがeGFRです。eGFRとは、クレアチニン値を基準にして、年齢と性別とを考慮して計算された糸球体ろ過量の換算値です。

eGFRの値がそのまま腎臓機能の残存率を示すと考えられているため、従来のクレアチニン値による評価より正確なものとなりました。

次に、腎臓機能残存率の早見表を示します。参考にしてください。図1は男性用、図2は女性用です。

本書では、eGFRをパーセントで表現しています。誤解されやすい表現ですが、読者の皆さんに分かりやすいと思われますので、利用しています。

推算糸球体濾過量（eGFR）計算式（成人用）

eGFR(男)＝194 * Scr ^ −1.094 * age ^ −0.287

eGFR(女)＝ eGFR(男) * 0.739

●Scr：血清クレアチニン値　●age：年齢　●*：掛け算　●^：べき乗　●eGFR 単位：ml/min./1.73m2

eGFR計算式は、日本腎臓学会プロジェクト「日本人のGFR推算式」より2008年3月に出された新しい推算式です。

3期	4期	5期
30～59	15～29	<15

※血清 Cr.(mg/dL)

2.5	2.6	2.7	2.8	2.9	3.0	3.1	3.2	3.3	3.4	3.5	3.6	3.7	3.8	3.9	4.0	4.1	4.2	4.3	Cr./年齢
30	29	28	27	26	25	24	23	22	22	21	20	20	19	19	18	18	17	17	20
28	27	26	25	24	23	22	22	21	20	20	19	18	18	17	17	16	16	16	25
27	26	25	24	23	22	21	20	20	19	19	18	17	17	16	16	16	15	15	30
26	25	24	23	22	21	20	20	19	18	18	17	17	16	16	15	15	15	14	35
25	24	23	22	21	20	20	19	18	18	17	17	16	16	15	15	14	14	14	40
24	23	22	21	20	20	19	18	18	17	17	16	16	15	15	14	14	14	13	45
23	22	21	20	20	19	18	18	17	17	16	16	15	15	14	14	13	13	13	50
23	22	21	20	19	18	18	17	17	16	16	15	15	14	14	13	13	13	12	55
22	21	20	19	19	18	17	17	16	16	15	15	14	14	14	13	13	12	12	60
21	21	20	19	18	18	17	16	16	15	15	14	14	14	13	13	13	12	12	65
21	20	19	19	18	17	17	16	16	15	15	14	14	13	13	13	12	12	12	70
21	20	19	18	18	17	16	16	15	15	14	14	13	13	13	12	12	12	11	75
20	19	19	18	17	17	16	15	15	14	14	14	13	13	12	12	12	11	11	80
20	19	18	18	17	16	16	15	15	14	14	13	13	13	12	12	12	11	11	85

(eGFR計算式は、2008年　日本腎臓学会より改訂された新しい推算式です)

《図1》◎eGFR早見表（男性）

病期ステージ	1期	2期
eGFR	≧90	60～89

※血清 Cr.(mg/dL)

年齢＼Cr.	0.6	0.7	0.8	0.9	1.0	1.1	1.2	1.3	1.4	1.5	1.6	1.7	1.8	1.9	2.0	2.1	2.2	2.3	2.4
20	>90	>90	>90	>90	82	74	67	62	57	53	49	46	43	41	38	36	35	33	32
25	>90	>90	>90	86	77	69	63	58	53	49	46	43	40	38	36	34	33	31	30
30	>90	>90	>90	82	73	66	60	55	51	47	44	41	38	36	34	32	31	29	28
35	>90	>90	89	78	70	63	57	52	48	45	42	39	37	35	33	31	30	28	27
40	>90	>90	86	76	67	61	55	51	47	43	40	38	35	33	32	30	28	27	26
45	>90	>90	83	73	65	59	53	49	45	42	39	36	34	32	30	29	27	26	25
50	>90	>90	81	71	63	57	52	47	44	41	38	35	33	31	30	28	27	25	24
55	>90	>90	78	69	61	55	50	46	43	39	37	34	32	30	29	27	26	25	24
60	>90	88	76	67	60	54	49	45	41	38	36	34	31	30	28	27	25	24	23
65	>90	86	75	66	59	53	48	44	41	38	35	33	31	29	27	26	25	24	22
70	>90	85	73	64	57	52	47	43	40	37	34	32	30	28	27	25	24	23	22
75	>90	83	72	63	56	51	46	42	39	36	34	31	30	28	26	25	24	23	22
80	>90	81	70	62	55	50	45	41	38	35	33	31	29	27	26	24	23	22	21
85	>90	80	69	61	54	49	44	41	38	35	32	30	28	27	25	24	23	22	21

3期	4期	5期
30～59	15～29	<15

※血清 Cr.(mg/dL)

2.0	2.1	2.2	2.3	2.4	2.5	2.6	2.7	2.8	2.9	3.0	3.1	3.2	3.3	3.4	Cr. / 年齢
28	27	26	24	23	22	21	20	20	19	18	18	17	16	16	20
27	25	24	23	22	21	20	19	18	18	17	17	16	15	15	25
25	24	23	22	21	20	19	18	18	17	16	16	15	15	14	30
24	23	22	21	20	19	18	17	17	16	16	15	14	14	14	35
23	22	21	20	19	18	17	17	16	16	15	14	14	13	13	40
23	21	20	19	18	18	17	16	16	15	14	14	13	13	13	45
22	21	20	19	18	17	16	16	15	15	14	14	13	13	12	50
21	20	19	18	17	17	16	15	15	14	14	13	13	12	12	55
21	20	19	18	17	16	16	15	14	14	13	13	12	12	12	60
20	19	18	17	17	16	15	15	14	13	13	13	12	12	11	65
20	19	18	17	16	16	15	14	14	13	13	12	12	11	11	70
19	18	18	17	16	15	15	14	13	13	12	12	12	11	11	75
19	18	17	16	16	15	14	14	13	13	12	12	11	11	11	80
19	18	17	16	15	15	14	14	13	12	12	12	11	11	11	85

(eGFR計算式は、2008年　日本腎臓学会より改訂された新しい推算式です)

《図2》◎eGFR早見表（女性）

病期ステージ	1期	2期
eGFR	≧90	60～89

※血清 Cr.(mg/dL)

Cr. / 年齢	0.5	0.6	0.7	0.8	0.9	1.0	1.1	1.2	1.3	1.4	1.5	1.6	1.7	1.8	1.9
20	>90	>90	90	77	68	61	55	50	46	42	39	36	34	32	30
25	>90	>90	84	73	64	57	51	47	43	39	37	34	32	30	28
30	>90	>90	80	69	61	54	49	44	41	37	35	32	30	28	27
35	>90	>90	76	66	58	52	47	42	39	36	33	31	29	27	26
40	>90	87	73	63	56	50	45	41	37	34	32	30	28	26	25
45	>90	84	71	61	54	48	43	39	36	33	31	29	27	25	24
50	>90	82	69	60	52	47	42	38	35	32	30	28	26	25	23
55	>90	79	67	58	51	45	41	37	34	31	29	27	25	24	22
60	>90	77	65	57	50	44	40	36	33	31	28	26	25	23	22
65	>90	76	64	55	49	43	39	35	32	30	28	26	24	23	21
70	>90	74	63	54	48	42	38	35	32	29	27	25	24	22	21
75	89	73	61	53	47	42	37	34	31	29	27	25	23	22	21
80	87	71	60	52	46	41	37	33	31	28	26	24	23	21	20
85	86	70	59	51	45	40	36	33	30	28	26	24	22	21	20

C．当クリニックでクレアチニン値を大切にする理由

内臓トレーニング実践者は、eGFRの登場以前に腎臓病と診断された人が多く、クレアチニンの変化で病気の進み具合を判断する習慣があります。また、主治医からは「クレアチニンは絶対に下がらない」と、言われ続けている人が多いようです。

そのため、「内臓トレーニングでクレアチニンの数値が下がる」という当クリニックの説明に、大きな期待感を持って受診されています。しかし、「不信感」半分、「信じたい気持ち」半分で実践に入る人も多く、そんな人々のクレアチニン値が下がったときの喜びはひとしおのようです。当クリニックがクレアチニンの数値の変化を、何よりも大切にしていることの背景には、このような事情があります。

もう一つの理由は、eGFRという名称を知らない患者さんが、たくさんいるからです。その理由として、全国すべてのクリニックが患者さんにeGFRを使用しているとは限らないからです。eGFRが使用されるようになったのは、平成20年からであるためか、地方のクリニックの中には、血液検査表にeGFRの項目がな

いところもあります。

このため、当クリニックでは、患者さんの住む地方をみながらクレアチニン値とeGFRを使い分けているのですが、どうしてもクレアチニン値で話すことのほうが多くなっています。クレアチニン値とeGFRの両方で診察するのも、全国津々浦々から患者さんが集まってくるクリニックだからこそです。北海道から沖縄までの方言が飛び交い、地方の土産話を聞けるのも楽しみの一つです。

なお、eGFRが全国的に使われるようになれば、当クリニックでもeGFRを使用することになるでしょう。

クレアチニンとは

クレアチンリン酸という酵素が、筋肉の中にあります。この窒素化合物が筋肉を動かすと、酵素の働きによってクレアチンに分解されます。筋肉を動かした後にクレアチニンが産生され、血液中に排出されます。クレアチニンは腎臓だけから排出されるため、腎臓の機能が衰えてくると血液中に残ってしまいます。このため血液中のクレアチニンの量で腎臓のろ過機能の衰え方を測ります。

(3) 腎臓病治療の課題

① 腎臓の機能の半分が壊れて、初めて腎臓病と診断される

腎臓病の病期は、かなり初期から診断基準が設定されているにもかかわらず、実際に腎臓機能の半分が壊れて、体のだるさやむくみ、血圧の上昇などの自覚症状が出始めてから腎臓病と診断されます。

病期Ⅰ、Ⅱを医師は、経過観察の時期としていることや、自覚症状がないことから患者も腎臓病患者であるという自覚がなく、病気を放置しがちです。しかし、次の図のように、身体の中では病期Ⅰ、Ⅱの段階から、すでに透析への階段を登っているのです。

【慢性腎臓病重症度分類と治療計画】

「CKD 診療ガイドライン 2009」日本腎臓学会による

病期	eGFR	治療計画
Ⅰ期	≧90	**《診断と治療の開始》** 慢性腎臓病を遅延させる治療 併発疾患の治療　心血管疾患のリスクを軽減する治療
Ⅱ期	60〜89	腎障害進行度の評価
Ⅲ期	30〜59	慢性腎臓病の合併症を把握し、治療する
Ⅳ期	15〜29	透析または移植の準備
Ⅴ期	＜15	透析または移植の導入（尿毒症の症状があれば）

尼崎市の場合は、「尼崎方式」といって、市民に腎臓病を意識し、腎臓病初期の人が透析を避けるよう生活改善を促しただけで、平成18年に年間85人だった新規透析患者数が、平成21年には67人にまで減らすことに成功しました。このように腎臓病初期の人が病気を意識するだけで、意識しない人より長い間、透析を避けることができるのです。

本書のはじめにも書きましたが、現在の医療制度は、病気になって始めて治療が行われています。腎臓病の場合なら透析の怖さについて啓発するなど、もっと予防医学を推し進めたいものです。

患者としては、自分の病気を調べ、自覚症状がなくてもいつかは透析なってしまうという腎臓病の本当の怖さを知ることが大切です。

②　対症療法の限界

現代の医療では腎臓病を治す薬や方法はなく、腎臓病が進行することによって出てくる症状や数値の異常に対処して、薬を処方していくことになります。ですから、症状がない初期段階では、治療することよりも経過観察ということになります。あくまで、数値を抑えたり症状を改善するための治療で、腎臓病の治癒には繋がりません。症状が進行していく中で、効果が出なければ薬の量が増えていくことになります。

症状	対症療法
血圧が高くなる	降圧剤
むくみ	利尿剤
カリウムが高くなる	吸着剤
尿酸が高くなる	合成阻害薬・排泄促進薬
クレアチニンが高くなる	なし

③ 重要視されなくなった食事療法

昭和30年代まで透析治療は、「金の切れ目が命の切れ目」といわれ、田畑を売らなければならないほどの高額医療でした。腎臓は毎日大量の血液をろ過しているので、その負担を少しでも軽くするための食事の摂り方の工夫が求められました。

また、薬の乏しかった時代には、透析に入るのを遅らせるための有効な治療法として、食事療法が確立されました。医師も患者に厳しく食事療法を求めました。しかし、私が診ている患者さんたちは、食事療法の大切さを知りながらも、真剣に取り組んでいる人は少ないように見受けられます。

近年、腎臓病用の食品が生産されたり、調整食を宅配するサービスもあり、腎臓病の食事があふれている割には、食事療法が重要視されなくなってきているようです。

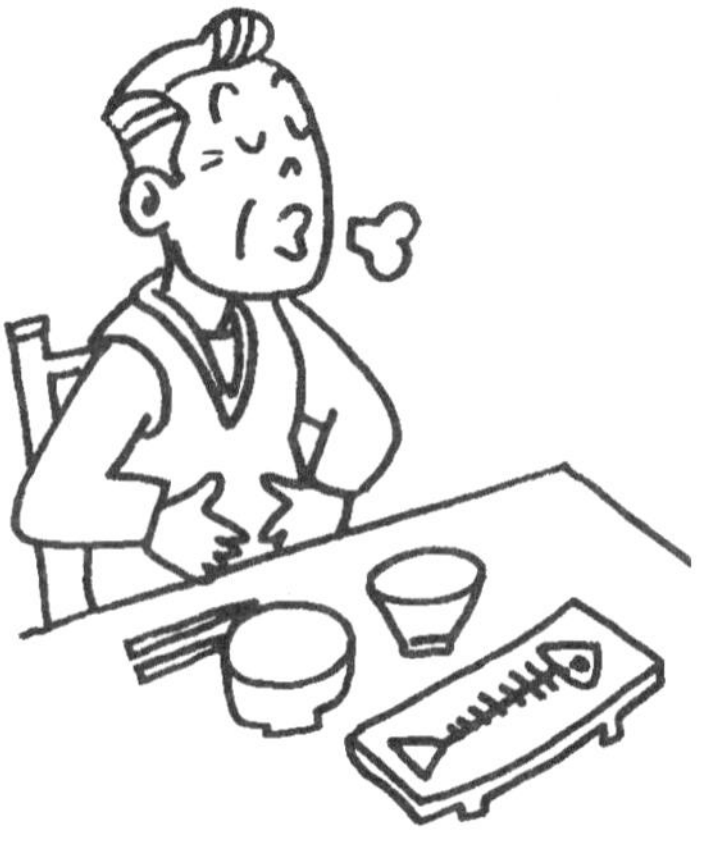

これには、医師側の「食事療法をがんばっても、いずれ透析になる」という流れも影響しているかもしれません。しかし、食事療法は透析に入るのを遅らせる有効な治療方法であることは間違いありません。患者自身が食事の摂り方を研究することをお勧めします。

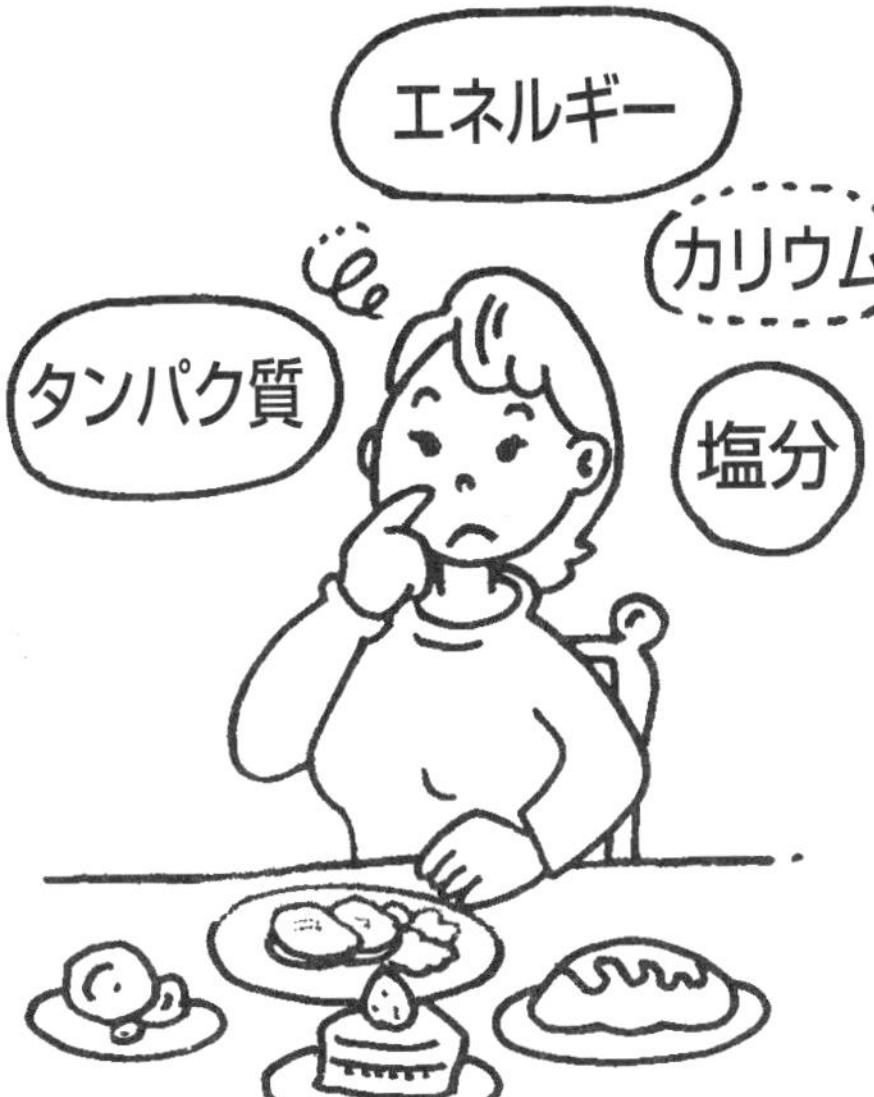

④ 慢性病に隠れた腎臓病の治療が難しい

長年、高血圧の治療を受けていた人が、ある日突然「腎臓病も併発している」と診断されました。しかも、クレアチニン値が5．70で、まもなく透析に入るといわれました。そこで、びっくりしてクリニックを訪れ、急遽、内臓トレーニングを実践することになりました。

このように高血圧や痛風、糖尿病や膠原病、更に心臓疾患やガンから腎臓病へと、隠れていた腎臓病を発見することがあります。症状の激しい主病の背後に、合併症としての腎臓病が隠れていることもあります。

腎臓は毛細血管の集合体で、大変繊細な臓器ですから、薬を服用する際は、常に腎臓への影響を確認するようにしましょう。

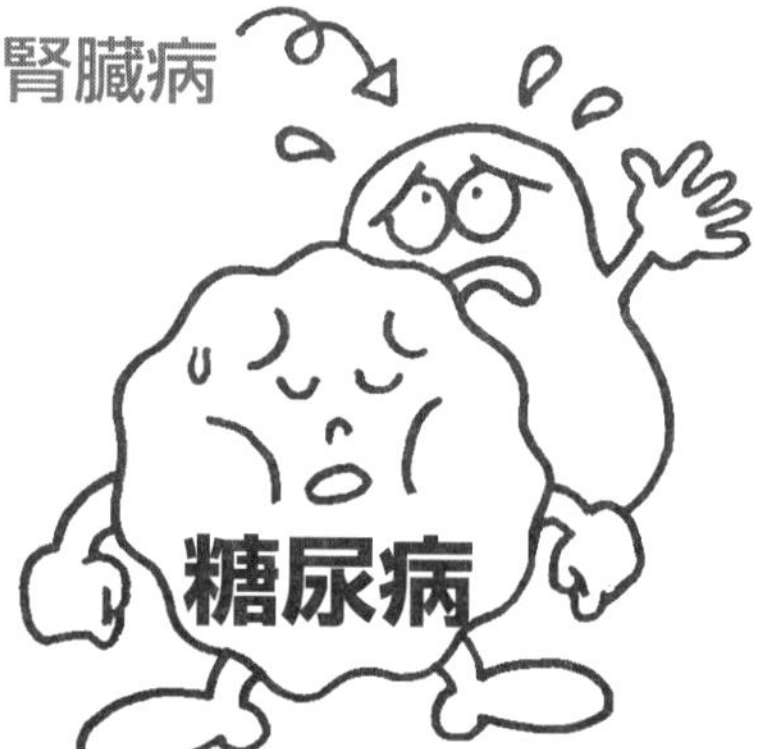

⑤医療の専門化により、腎臓病の発見が遅れることがあります

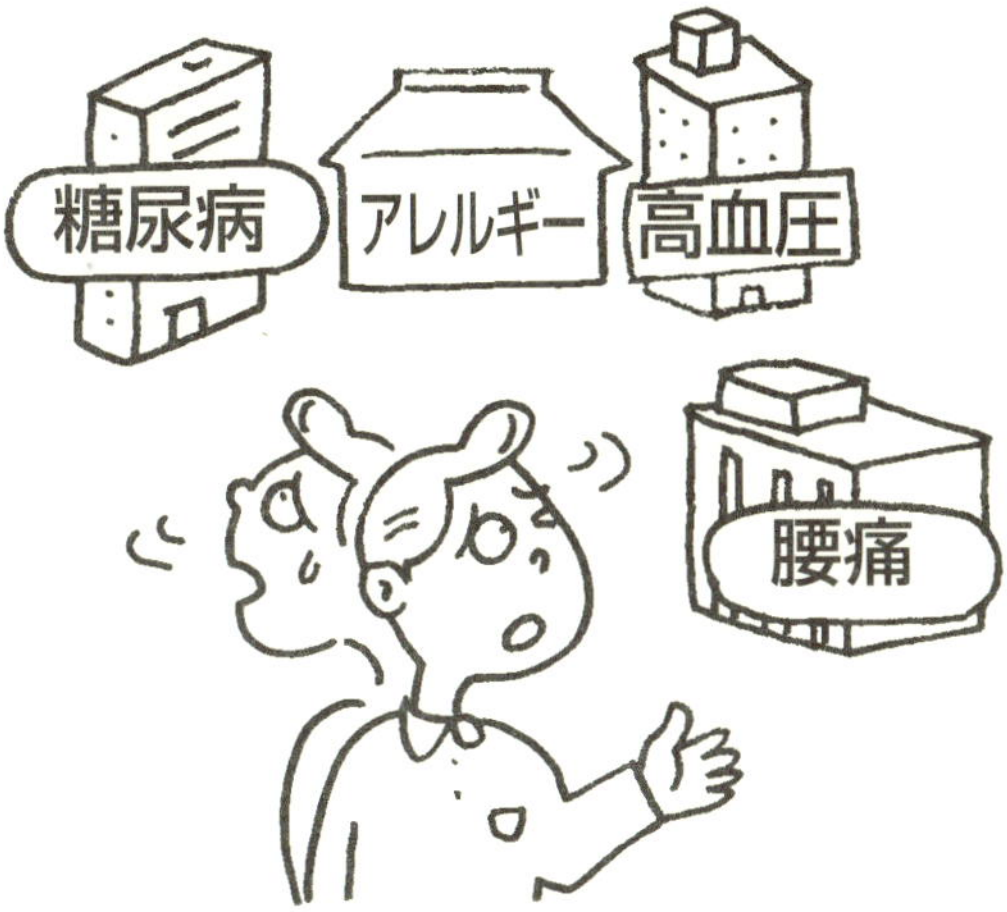

　患者さんにしてみると「病院にかかっているから大丈夫」という安心感を持ちがちですが、日本の医療機関が病気ごとに専門化してきていることによって、病気の発見を遅らせる原因にもなっています。

　糖尿病や高血圧の治療で、循環器内科に通っていると、血糖値、インスリンの分泌量、血液中のコレステロール値や中性脂肪など、糖尿病や高血圧治療のさいの数値コントロールを中心に、治療が行われることが多いようです。このため、血液検査項目に腎臓病の指標となるクレアチニンや尿素窒素の検査項目が設けられていないこともあり、結果として、腎臓病の発見が遅れてしまう場合があります。

脚のむくみに不安を感じて当クリニックを受診された人の中に、クレアチニン値が4・00を超えているにもかかわらず、腎臓病の診断をされていない人がいました。体に異常が出た場合、遠慮なく主治医に相談することをお勧めします。

⑥糖尿病性腎症は、病気の進行が早く、自己管理が難しい

数ある腎臓病の中でも、特に病気の進行が早いのが、糖尿病の三大合併症の一つである糖尿病性腎症です。皆さんご存知のように、糖尿病は生活習慣病の第1位にあげられる慢性病です。近年は医薬品の進歩により、血糖値やインスリンのコントロールが容易になってきましたが、なかなか治癒の難しい病気であり、患者数の増加に歯止めがかかりません。

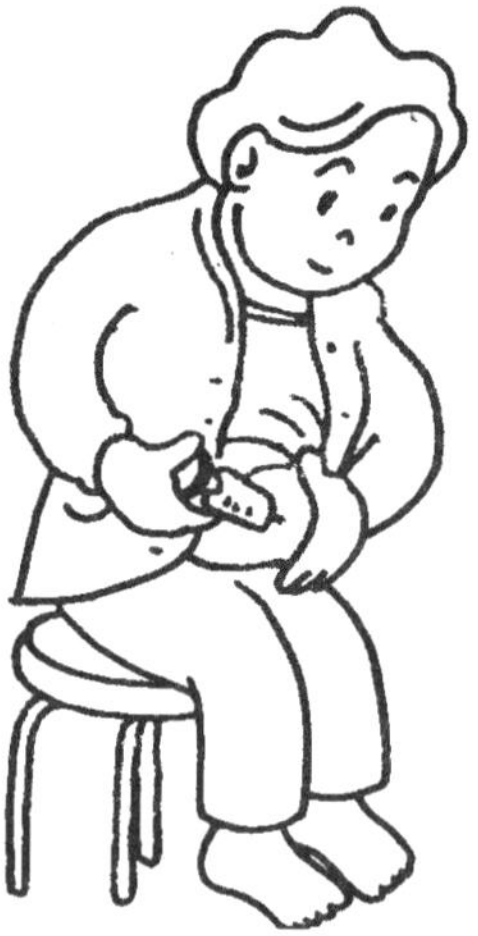

　糖尿病性腎症は、自己管理が大変難しい病気です。運動療法は糖尿病治療には不可欠ですが、過剰な運動は腎臓にとって、かえって大きな負担になります。

　食事療法も、糖尿病ではカロリーを低く抑えるため油脂や糖分の摂取が制限されます。しかし、腎臓病ではタンパク質も制限されるため、油脂や糖分でカロリーを摂らなければならないということもあります。

　下図のように食事制限が正反対になるため、2つの食事療法の両立は、大変難しくなります。

　慢性腎臓病の診断基準とは別に、糖尿病性腎症の診断基準があります。腎臓病の指標であるクレアチニン値やｅＧＦＲが基準値内で

【自己管理方法の比較】

	腎臓病	糖尿病
食事療法	**エネルギー量はしっかりとる** 糖分や油分でカロリー調整。 糖分、油分＝糖尿病　×	**エネルギー量を減らす** エネルギー量が少なく、ビタミン・ミネラル・食物繊維が豊富な食品 ミネラル＝腎臓病　×
運動療法	**病気の程度にあわせて運動を制限される** 過労で腎臓病が進行してしまうことがあります。また筋肉をたくさん使うとクレアチニン値が上がります。	**運動療法は必須です** できるだけ多くの筋肉を動かすために全身運動が効果的です。たくさん酸素を使う有酸素運動が勧められます。

あっても、尿検査で尿中アルブミンが検出されれば、合併症と診断されます。しかし、慢性腎臓病と同じ診断基準（41ページ参照）で合併症の発症を宣告されている人が多いのが現状です。

例えば、通常eGFRが60％を下回った時に、腎臓病初期と診断され、治療がはじまります。しかし、糖尿病の人が同じ状態になったときには、病期は4期にあたり、すでに透析が目前に迫った末期ということになります。

【糖尿病性腎症に関する合同委員会病期分類】

糖尿病性腎症に関する合同委員会報告．日腎会誌．2002;44(1):i.

病期	病状	症状
第１期	腎症前期	診断なし
第２期	早期腎症	尿中アルブミン微量検出
第３期（a）	顕性腎症前期	持続的尿タンパク検出
第３期（b）	**顕性腎症後期**	**持続的尿タンパク検出**
第４期	**腎不全期**	**クレアチニン値上昇** 持続的尿タンパク検出
第５期	透析療法	透析準備または透析導入期 透析導入５年後の生存率が50％といわれる （日本透析医学会統計）

⑦ 透析ありきの治療になっている

腎臓病であると分かったときの治療の一般的な考え方は、「病気の進行を緩やかにし、腎機能をできるだけ長持ちさせる」「腎機能低下に伴う症状を改善する」などですが、これらはいずれも「腎臓そのものを根治することは出来ない」ことを前提としています。

腎臓がなぜ病気になるかその原因はまだ分っておらず、機能低下を抑えることもままなりません。出てきた症状を抑えるのが精一杯です。

このため、腎臓病の治療は、直接命に関わる高血圧の改善や不快な症状の改善を行い、透析に入る時期を待つというのが現状です。その意味で、腎臓病患者の「透析を避けたい」という切なる願いとは、ズレが生じていると言えるでしょう。

⑧ 行き着く先は血液透析

腎臓の機能が10％を下回ると、透析か腎臓移植をすることになります。多くの人は腎臓移植を希望しますが、日本では、そのほとんどの人が人工透析（血液透析・腹膜透析）に入ります。

腎臓移植を希望し、登録している人は、年3万人を超えています。理由としては、移植手術をして5年後の生存率が、血液透析の59．6％に比べ、89．6％（日本臓器移植ネットワーク調べ）と、格段に高いことをあげることができます。しかも、食事制限も緩く、健常人に近い生活が可能だからです。

しかし、献腎数が少なく、毎年、血液透析に入る人が3万5千人を超えるのに比べ、腎臓移植は1，300人程度と極端に少なくなっています。

したがって、殆どの人は血液透析に入ることになります。血液透析に入ると一生、厳しい食事制限や体重の管理を強いられ、週に2～3回、1回あたり4～5時間拘束されることになります。しかも、一生合併症の心配が付いてまわります。

	方　法	導入前の処置	合併症
血液透析	透析を行う機械に血液を循環させます。 血液透析は週3回程度、透析を行う医療機関に通院し、専門のスタッフによって1回4～5時間かけて行います。	透析機械に血液を循環させるための血液量を確保するため、手首近くの腕の動脈と静脈を手術でつなぎ合わせることによって、血管を太くします。これをシャントといい、手術後2週間ぐらいたってから使用することが望ましいので、計画的に手術を行います。長期間使用で、血管がつまったり細くなって使えなくなることがあります。シャントを圧迫したり衝撃を与えないよう、注意する必要があります。	長く透析を続けているとさまざまな合併症が起きる。 骨の障害……………ビタミンDの活性化が障害、カルシウムが吸収されにくくなる。また血液中にリンが溜まり、骨がもろくなる。 動脈硬化……………透析患者は動脈硬化が進みやすい。
腹膜透析（CAPD・APD）	透析の装置として、機械ではなく自分の体の中にある腹膜を使う方法です。（CAPD）交換は6～8時間ごと、1日4回程度（通常は朝、昼、夕方、寝る前）です。交換には30分くらいかかります。通院は月1回程度です。 1日1回、夜寝ている間に機械（自動腹膜透析装置）を使って自動的に腹膜透析を行うAPDという方法もあります。	透析液を出し入れするため、最初にカテーテルというチューブ（直径約5ミリ）をおなかの中に埋め込む手術をします。手術を受け、2週間ぐらい入院している間にバッグ交換などの操作の指導を受け、習得してから退院後は自分自身の手で行います。感染を予防するため、毎日カテーテルケアをして、出口の部分とカテーテルを常に清潔に保っておく必要があります。	

	血液透析	腹膜透析（CAPD・APD）
合併症	透析アミロイドーシス………透析で十分に取り除けない物質（たんぱく質の一種）がアミロイドという物質に変化し、骨や関節に沈着する。痛み、しびれ、関節が曲がりにくいなどの症状を起こす。 心不全…………………………体の水分量が透析毎に大きく変動するため、心臓に大きな負担をかけ、働きが悪くなる。 感染症…………………………免疫力が低下し、感染症にかかりやすい。 悪性腫瘍………………………悪性腫瘍の発生率が一般より高い。 腹膜炎・被嚢性腹膜硬化症…腹膜透析による合併症	
問題点	・週3回通院し、1回4～5時間拘束される。 ・透析中、血圧の下降、筋肉のけいれん、頭痛、吐き気などが起きることがある。 ・透析前後で体調の変動が大きい。 ・食事制限が厳しい。 ・水分の制限が厳しい。 ・抗凝固剤（血液を外に出すので、凝固を防ぐため）を使うので、透析中、および透析後しばらく出血しやすい。 ・かゆみが起きる人が多い。	・手術してカテーテルを体内に入れて置かなければならない。 ・カテーテルの先端部がおなかから出ているためわずらわしさ、外見上問題がある。 ・カテーテルが原因で腹膜炎になることがある。 ・透析液の交換、カテーテルのケアなどの操作に手間がかかる。 ・おなかに透析液を入れるため、重い感じやおなかがふくれる感じがある。 ・腹膜透析は腹膜の機能が衰えればできなくなる。この場合、血液透析に移行しなければならない。 ・血液透析に比べて普及度が低い。実施している医療機関が血液透析に比べると少ない。

	腎臓移植
方法	ドナー（臓器提供者や家族）から腎臓を移植。 透析から解放される。
問題点	希望してもだれでも受けられるわけではない。移植手術を受けるリスクや負担が大きく、免疫抑制剤を飲み続ける必要がある。移植後の合併症が起きる。移植した腎臓がだめになることがあり、その場合は透析に戻らなければならない。
合併症	・拒絶反応 ・感染症 ・免疫抑制薬の副作用（腎障害、高血圧、高脂血症、糖尿病、満月様顔貌、にきび、白内障・緑内障、高脂血症、消化性潰瘍、大腿骨頭壊死）

※参考資料　日本移植者協議会他移植ネットワーク、日本臓器移植ネットワークほか

⑨ 血液透析の実態

腎臓病と診断された人は、皆さん「透析に入りたくない」と言います。しかし、何の根拠もなく「わたしは透析にならないと思う」と希望的観測を述べて、透析を見つめようとしない人もいます。血液透析の情報はネット上に溢れているので、実際に透析をされている人たちから聞いたお話を、紹介してみましょう。

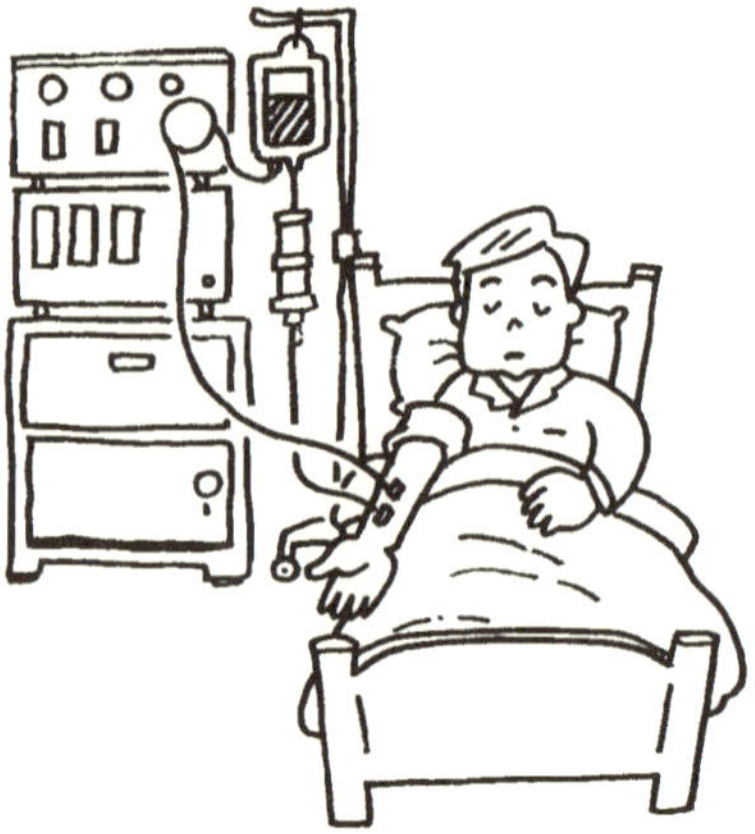

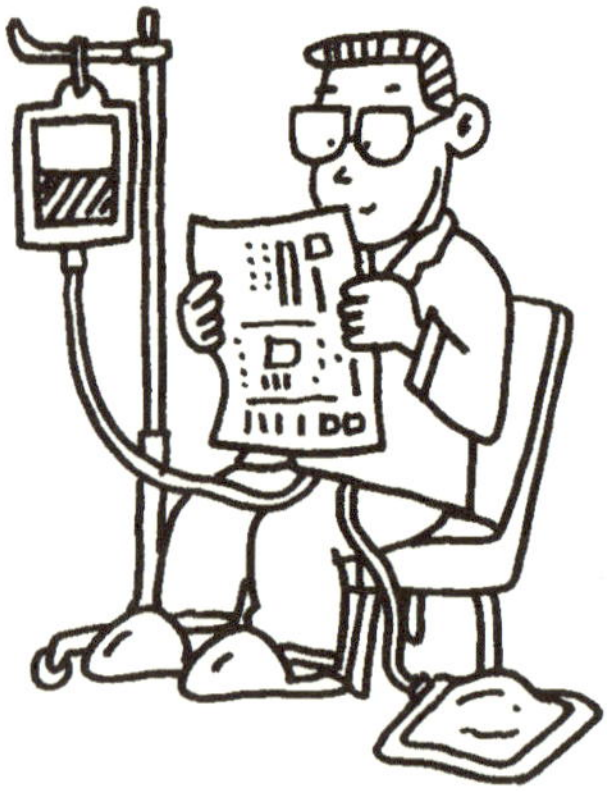

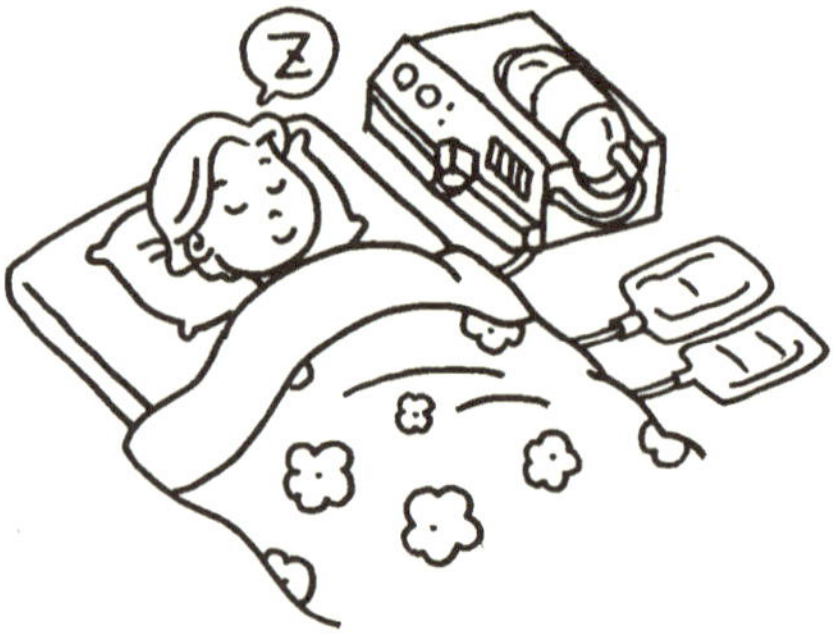

a. シャントの管理

透析は、腎機能が壊れて血液中の老廃物を排出できなくなってしまった段階で行われます。老廃物排出のため、汚れた血液をダイアライザーという透析器に入れてろ過し、新鮮な血液にして体内に戻します。

このため、事前に、動脈と静脈を結びつけるシャント手術を行います。動脈と静脈を比較すると、動脈は高速道路で静脈は路地裏の通路といえましょう。

それほど違いのある血管を結びつけて、血液を運ぼうというのですから、静脈に大きな負担が掛かります。血管がボロボロだったり、血管が極端に細かったりしたときには、結びつけることができないので、人工血管で代用することになります。

また、つなぎ目（シャント）は壊れやすいので、大切にしなければなりません。透析の人は、夏でもシャントに衝撃を与えないよう包帯を巻き、長袖のシャツを着ています。

b. 透析中はできるだけ起きている

透析では、ダイアライザーに血液を送るために、太い針を刺します。もし、その針が抜けてしまったら、血圧が下がりすぎて気絶してしまいます。過度の除水によってもけいれんを起こしたり、気を失ってしまったりすることになります。

透析中は常に死と隣り合わせです。長く透析している人は、透析中に隣の人が気を失い救急車で運ばれて、そのまま帰ってこないというケースに、何度か遭遇しているといいます。

いつ自分の番が回ってくるか分らないので、本を読んだりテレビを見たりして眠らないようにしているそうです。

なお、透析中に万が一のことが起こったときは、事故死として扱われます。

C. 食事制限がゆるくなる？

透析前も、タンパク質やカリウム、リンなどについては厳しい制限がありました。透析に入ってもその制限は変わりません。

透析前と透析後の腎臓の機能を比較すると、透析前の瀕死の腎臓よりも、透析器の方がろ過機能が高いため、多少食事制限をゆるめても、尿毒症の症状がでません。しかも、身体も軽く感じます。

「透析に入ったら何でも食べられる」という甘い言葉は、そこからきています。しかし、その言葉に乗ってゆるめたままでいれば、透析予後が悪くなってしまいます。

透析に入った人は、透析患者特有の合併症に気を付けなければなりません。例えば、リンが蓄積すると副甲状腺が腫れてきます。蛋白質が骨や関節に蓄積したり、カルシウムが不足すると骨粗しょう症になるなど、様々な合併症が出てきます。

食事をゆるめれば、合併症が早く発症することになるということです。

透析している人は、透析前と後の食事制限で最も違うのは、透析前は、「最後は透析がある」と逃げ場があった点だと言います。透析後は、「合併症になったら後がない」というのが、たいへんなプレッシャーだという人が多いようです。食事の取り方で命の長さが変わってくる、ということになりかねません。そうした死を意識した食事制限などにより、鬱《うつ》になる人も少なくありません。

d. 水分調節の難しさ、つらさ

透析に入るときは、ある程度の腎機能を残して入ります。腎機能に余裕があると、透析にスムーズに入ることができ、透析後の予後が長くなるからだと言われています。しかし、透析に入ると腎機能は急速に衰えて、やがて尿が出なくなります。

無尿になると、飲んだ水はすべて体内に溜まり、ひどくなると心臓や肺にまで水が溜まることになります。このため透析では、血液中の水分を抜く（除水）ことになります。1回の透析で2キログラム前後を除水します。一度に大量の除水をすると血圧が下がり、気を失うことになります。

無尿の透析患者は、水分制限を厳しくしなければなりません。夏の暑い日にビールを飲みたくなっても、泡を舐めておしまい、水も飲めずに冷凍庫の氷を2，3回舐めておしまい、ということになりかねません。

e．透析患者の食生活

透析患者は、リンの摂取に気をつけなければなりません。リンは骨や筋肉を作りますが、腎機能が壊れて血液中に残ると、骨が溶けて骨粗しょう症になってしまいます。リンが溜まってくるとカルシウムと結合して、血管や筋肉、肺などに沈着し、心筋梗塞や脳梗塞を起こします。

リンを含まない食品はないというくらい、ほとんどの食品にリンは含まれています。肉、魚をはじめ、牛乳やバターなどの乳製品、豆腐や麺類、ハムやソーセージ、チョコレートやピーナッツ、お酒などには、特にたくさん含まれています。

魚ではマグロに多く含まれていますが、どうしても食べたいときは煮たり焼いたりせず刺身で食べるほうがいいようです。お酒はアルコール度の高いウイスキーにして、リンを多く含むワインなどは避けているそうです。これは実際に透析を受けている人の体験談ですが、水分が少なくて酔えるのがいいそうです。どんなに食生活を規制してもだめなときは、吸着剤を服用します。

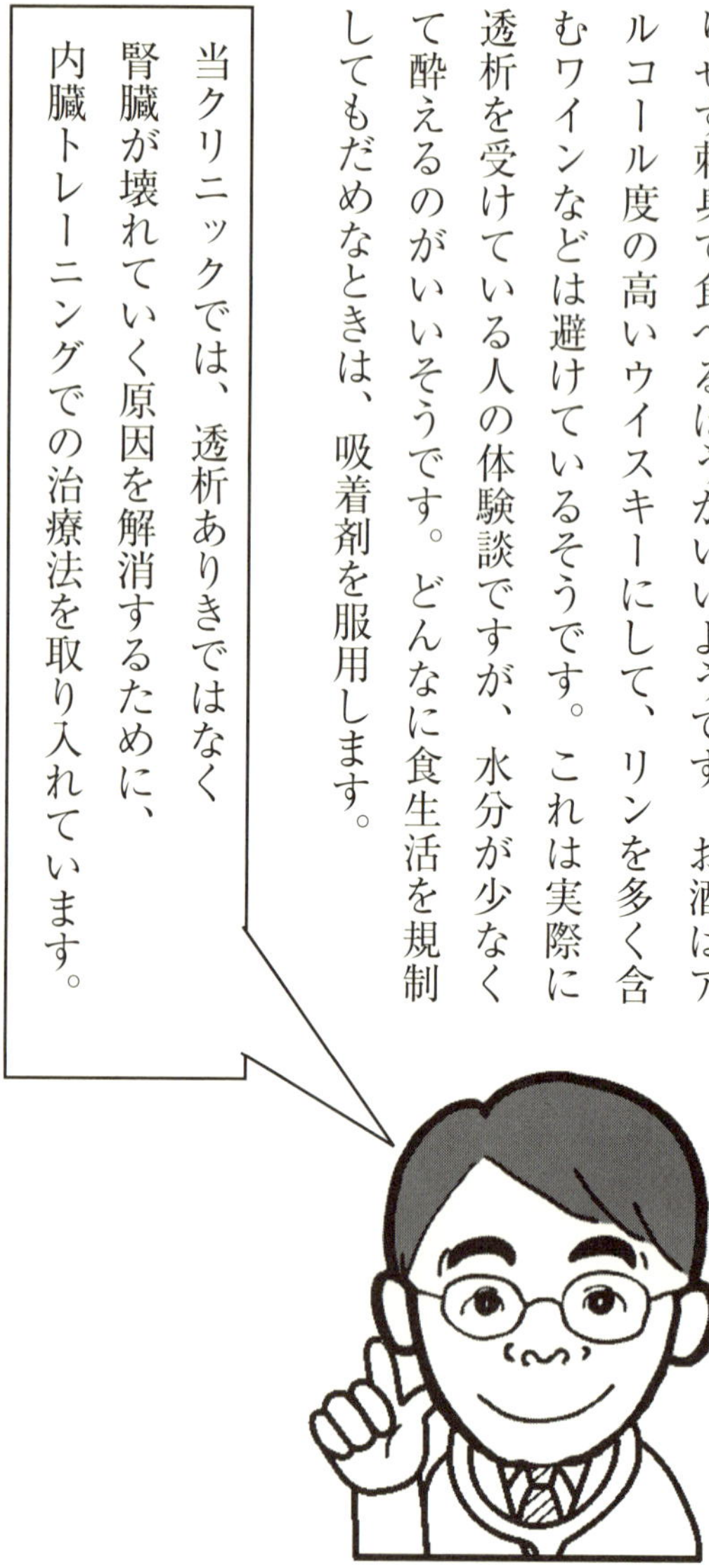
当クリニックでは、透析ありきではなく腎臓が壊れていく原因を解消するために、内臓トレーニングでの治療法を取り入れています。

第二章

内臓トレーニングにおける治療結果

(1) 静岡トレーニングクリニックの治療について

① 静岡トレーニングクリニックの治療方針とその特色

当クリニックでは、内臓トレーニングという治療法を用いて、腎臓病のクレアチニンの数値を下げることを主眼とした治療をおこなっています。

当クリニックは、静岡市駿河区西島にあり、内臓トレーニングの実践を求めて、北海道から沖縄まで、全国各地から数多くの患者さんが受診されています。

患者さんは、それぞれ地元の病院・診療所の主治医のもとで腎臓病の治療をうけていますから、

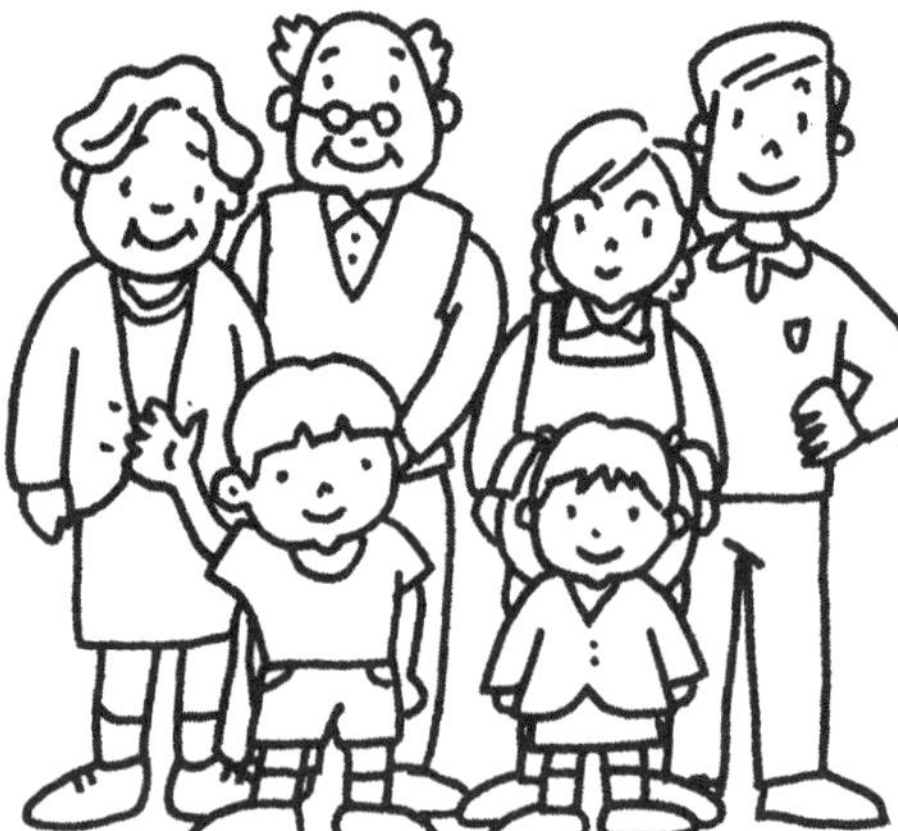

当クリニックでは主治医の治療を補完することを主眼に治療に当たっています。

内臓トレーニングを希望する患者さんは、静岡トレーニングクリニックに、家族とともに受診してトレーニングの治療を受け、以後、自宅での実践を原則としています。家族連れでの受診を勧めるのは、腎臓病治療は本人の自覚と家族の支援が不可欠だからです。

また、遠方からわざわざ静岡まで来ていただくのは、内臓トレーニングが、クレアチニンの数値が下がるという現代医療の常識を覆す治療方法であることと、補助器具を使用するために、本人及びその家族が納得して実践することが大切だからです。

クリニックでの治療後、患者さん本人が希望すれば、自宅での実践に入ります。ただし、実践するか否かは全て患者さんとその家族の意志に任せています。クリニックとしては、せっかく遠いところから来ていただいているので、できるだけトレーニングを実践して欲しいのですが、本人に病気と闘う強い気持ちがあるかどうかを判断し、危惧するところがあれば、残念ですが辞退していただくこともあります。それは、内臓トレーニングは「治してもらう」という依頼心の強い人は続けることが難しいからです。

自宅でのトレーニングに入ると、実践者はクリニックの用意した「実践記録」に、自宅でのトレーニング内容と、それによる体調の変化や心境を記録して、2週間から1ヶ月の間隔で、クリニックに報告することになります。

報告を受けたクリニックは、病状や体調を確認し、生活スタイルや食事療法、病気に対する不安や薬のこと、家族関係などの様々な悩みについてカウンセリングを行います。そ

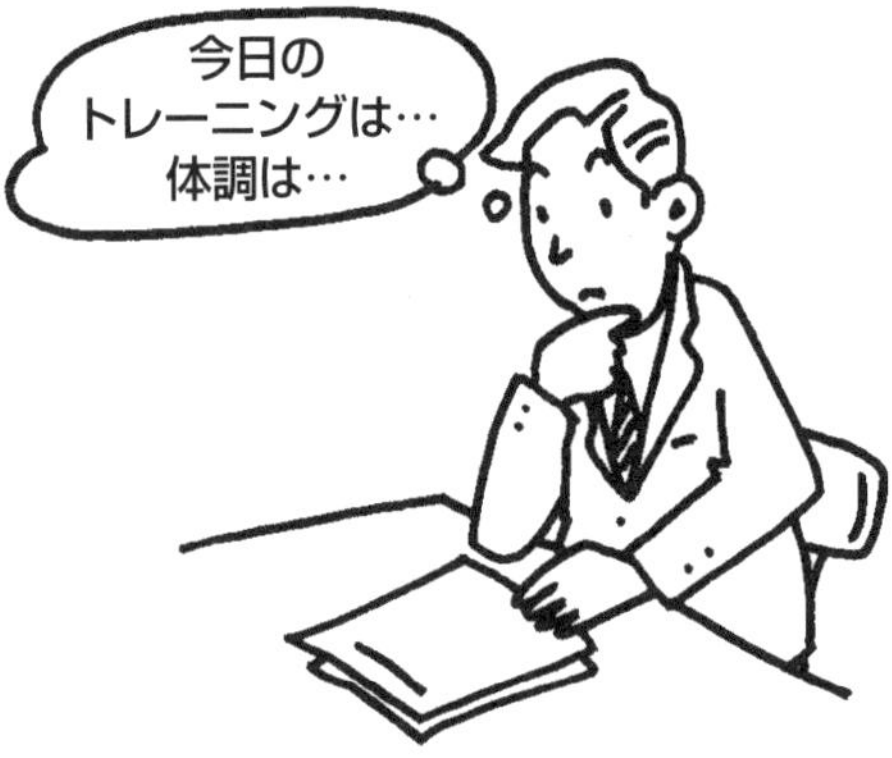

のうえでトレーニングメニューを改めて提示します。

自宅での内臓トレーニングは、継続する強い意志が求められます。それゆえに患者さん一人では、気持ちが折れそうになったり、不安になったりします。運動選手にコーチやトレーナー、観客が必要なように、内臓トレーニング実践者にも、コーチや観客が必要なのです。

家族の支援はもちろんですが、当クリニックも、実践者にとって頼りがいのあるコーチであり応援団であることを願って、自宅での指導に力を入れております。

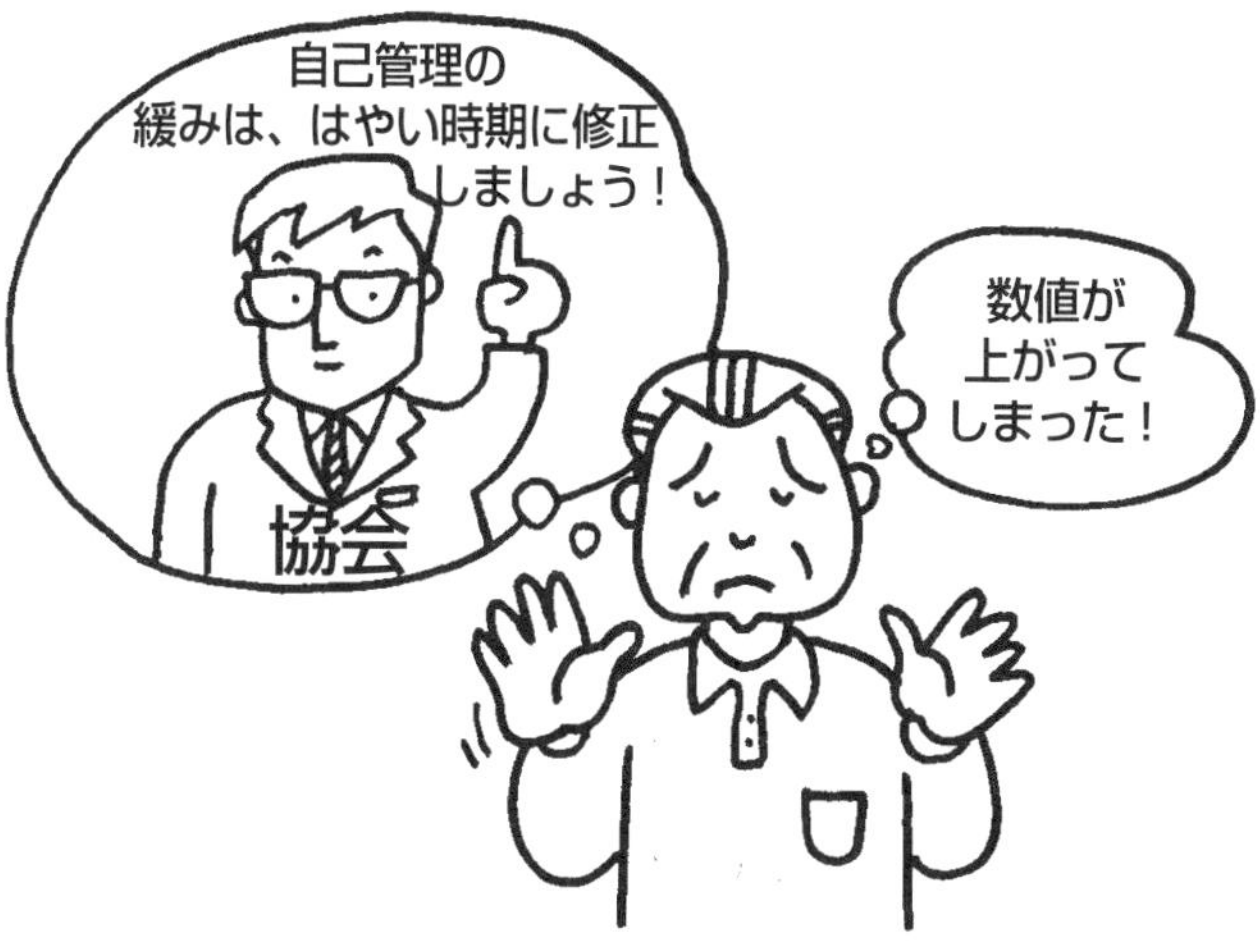
自己管理の
緩みは、はやい時期に修正
しましょう！
協会
数値が
上がって
しまった！

いつも規則正しく実践報告を送ってくる人が、しばらく報告書を送ってこなくなりました。心配したスタッフのKが連絡を取ると、「お正月でおいしいものを食べ、トレーニングを怠けてしまったためクレアチニンも尿素窒素も数値が上がってしまい、連絡ができませんでした。次回の検査で結果を出してから報告しようと、気持ちを引き締めてがんばっています」という答えが返ってきました。

内臓トレーニングが単調な作業であるだけに、皆さんは数値の改善を唯一の楽しみにしています。当クリニックは患者さんとこんな緊張感を保ちながら患者さんを励まし、支えるようにしています。

②内臓トレーニングによる治療内容

内臓トレーニングは、全身の細胞の活性化を図るために、体全体の血流改善と自律神経のバランスを整えることを目的としています。

トレーニングによる治療では、低周波を使ってふくらはぎ、足の裏、脊髄を毎日3時間以上刺激するように提案しています。低周波を使うことにより、いつでもどこでも、運動できる人もできない人も、実践できます。クリニックでの治療だけでなく、自宅で治療できる利点があります。

当クリニックには腎臓病だけでなく、糖尿病、脳梗塞、リュウマチ、パーキンソン病などの脳神経疾患などの患者さんが治療を受けに来ます。腎臓病及び糖尿病の患者さんには、内臓トレーニングと食事療法をセットで指導しております。

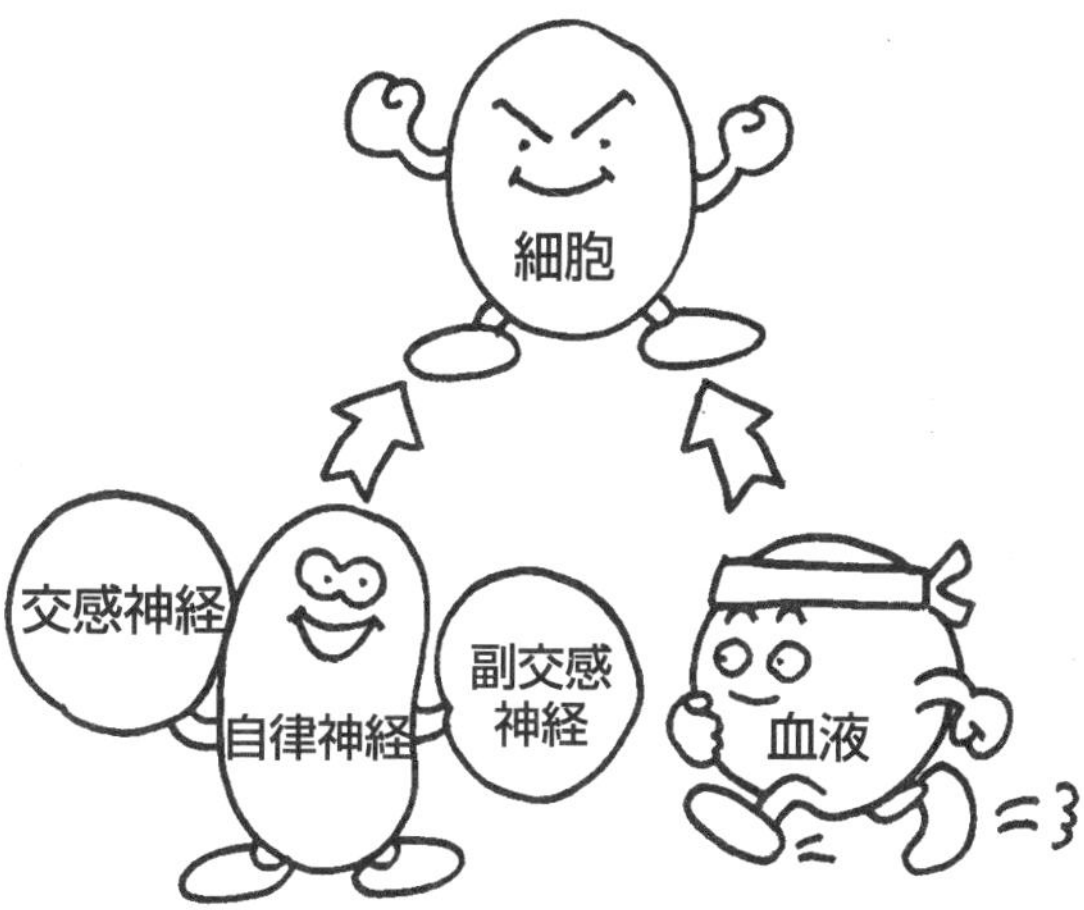

③内臓トレーニングによって、クレアチニンの数値が下がる

現在の医学では、クレアチニンの数値は下がらないことが、常識となっています。腎臓の壊れる仕組みを知れば、クレアチニンの数値が下がらないことは、明らかです。

そして、下がらないことを、お医者さんも患者さんも信じています。ある実践者がクレアチニン値を下げたところ、「君は元々腎臓病ではなかったようだ」と言われたというエピソードもあります。

それほど、クレアチニン値は下がらないと広く深く信じられています。しかし、内臓トレーニングを行うことによって、クレアチニンの数値は下がります。

これから、内臓トレーニングによって何人の人がどの程度クレアチニンの数値を下げているかを、見ていきましょう。

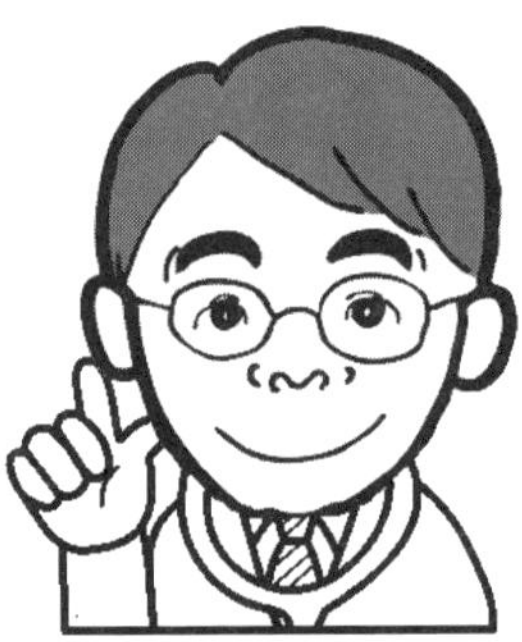

(2) 内臓トレーニング実践者のプロフィール

① 紹介する人たち

クリニック受診後、自宅に帰って内臓トレーニングを3ヶ月以上実践している人に限って、紹介しましょう。その数は192人です。

②年齢別・性別割合

年齢は、最高齢は92歳のおじいさんです。89歳から始めて2年4ヶ月になります。最も若い人は12歳で、遺伝性のネフローゼの小学生です。10代、20代の4人は、IgA腎症とネフローゼとなっています。

60代が多いのは、全国の透析導入者の平均年齢が、男性は65.9歳、女性が69.5歳（日本透析医学会調べ）であることの反映といえるでしょう。

また、性別では男性の数が78%、女性が22%と、男性の方が圧倒的に多くなっています。これも全国の透析患者数が男性が、女性の2倍であることを反映しています。

【年齢・性別割合】

	男性	女性	合計
10代	1	0	1
20代	3	0	3
30代	4	4	8
40代	12	4	16
50代	33	14	47
60代	51	10	61
70代	33	7	40
80代	11	3	14
不明	2	0	2
合計	150	42	192

内臓トレーニング協会調べ

③ 病名別割合

実践者の病名を見ると、大変たくさんの種類の腎臓病名が並んでいます。これは、内臓トレーニングが、病気を選ばないことを表しています。トレーニングの目的が病気の症状を治すのはもちろんですが、その前提となるのが、誰もが生来持っている自然治癒力の回復で、それによって腎臓を元気にさせようとしています。

【病名別割合】

※病名は患者の自己申告による

病　名	人数
腎臓病	52
糖尿病・糖尿病性腎症	40
腎不全・慢性腎不全	40
腎炎・慢性腎炎	17
多発性のう胞腎	11
ﾈﾌﾛｰｾﾞ症候群	6
Iga 腎症	6
その他の病気	5
腎硬化症	3
慢性糸球体腎炎	3
高血圧	2
尿酸	2
片腎	2
病名の申告なし	3
合　計	192

内臓トレーニング協会調べ

人間にはホメオスタシスといって、体内の環境を一定に保とうとする機能が働いています。体内に細菌などの異物が侵入すると、排除して体内を正常に保とうとする「免疫力」が働きます。また、怪我をすると、日が経つにつれて傷口をふさいで元の状態に戻そうとする力である「再生力」が働きます。この二つの力を総称して「自然治癒力」と言います。

この力が衰えると、どんな良い薬を飲んでも、どんなに栄養価の高い食べ物を摂っても、病気は治りません。内臓トレーニングは一度弱ってしまった身体を「元の身体に戻す」ことを目標に掲げ、自然治癒力を高めることを目指しています。これが、多種多様な病気の人たちが実践し効果を上げている理由です。

「その他の病気」は、全身性エリトマトーデス、膠原病、心筋症などの方々です。中には、シェーンライン・ヘノッホ紫斑病という難しい病名の人も実践しています。

また、「病名の申告なし」の欄は、他の病気の治療のために持参した血液検査表を見たところ、クレアチニンが基準値を超えていることから、腎臓病であることが判明した人たちです。

④ 実践期間

実践期間は、最低3ヶ月以上実践している人を調査対象とし、最も長い人は5年5ヶ月です。クリニックの治療に内臓トレーニングを取り入れたのは、平成21年4月からであり、ホームページ以外に情報を開示していないため、内臓トレーニングという治療法は、ほとんど知られていません。

最近、クレアチニンの数値が下がるということから、口コミで腎臓病の方々の間に徐々に広がってきており、実践者の数が増えてきました。このため、実践して1年以内の人が75．5％を占めています。5年5ヶ月のTさんは、クリニック開設以前から個人的に指導してきた人です。

【実践期間別割合】

実践期間	人数
3ヶ月	42
4ヶ月～6ヶ月	44
7ヶ月～12ヶ月	59
13ヶ月～18ヶ月	29
19ヶ月～24ヶ月	11
25ヶ月～	7
合計	192

内臓トレーニング協会調べ

⑤ クレアチニン値別割合

実践者の数をクレアチニンの数値別に見ると2．99までの人が54．2％となります。この数値の人達の多くは、会社の健康診断で腎臓病と診断されたり、主治医から「やがて透析に入る」と宣告されて驚いてクリニックを受診した人たちです。

また、4．00以上の実践者は、急に数値が上がってびっくりした人や、一週間後に血液透析のためのシャント手術をするとか、1ヶ月後に透析に入るといわれて、慌てて受診された方々です。トレーニングを始めたときのクレアチニンの数値が、最も低い人は0．86で、最も高い人は8．70でした。

調査対象には入れていませんが、実践者の中には、すでに透析中の人もいます。その中には、週3回の透析が2回になった人もいます。

【クレアチニン値別割合】

クレアチニン値	人　数
～1.99	63
2.00 ～ 2.99	41
3.00 ～ 3.99	40
4.00 ～ 4.99	20
5.00 ～ 5.99	13
6.00 ～ 6.99	8
7.00 ～ 7.99	5
8.00 ～	2
合　計	192

内臓トレーニング協会調べ

(3) 192人がどれくらい数値を下げているか調査してみました

① 調査の対象者は192人

内臓トレーニングの実践者のうち、透析前であること、3ヶ月以上トレーニングを実践していること、平成23年12月31日までに報告書を送ってきていることを条件として、ピックアップしたところ、192人が調査対象となりました。この中には、実践途中で報告がなくなった実践者の記録も入っています。

また、私が、静岡トレーニングクリニックで治療に当たる以前に、個人的にトレーニングを指導した実践者も入っています。

②調査に当たって

▼トレーニング時間や食事内容、体調などは、全て実践者からの報告に基づいて処理しています。

▼血液検査数値は、実践者が主治医から渡され、当クリニックに送られてきた血液検査表に基づいています。

▼クレアチニンの数値の上がり下がりは、トレーニング開始時の数値と平成23年12月31日までに届いた最終報告書の数値を比較しました。

▼比較にあったっては、病名、年齢、性別、実践時のクレアチニンの値、トレーニングの実践期間やその内容、食事療法などは一切考慮していません。

(4) 調査の結果

実践を始めてから現在までの実践結果は、
70.8%の人が改善、維持できている。

実践期間を３ヶ月に限ると、
80.8%の人が改善・維持している。

自覚症状のない時期から実践した人ほど
クレアチニン値が下がっている。

クレアチニン値が 4.00 以上の 13 人全員
が１年以上透析を回避している。

① 実践者の７０．８％がクレアチニンの数値の上昇を止めたり下げたりしている

トレーニングを始めた時のクレアチニン値と
平成 23 年 12 月 31 日までのクレアチニン値の
変化について調べました。

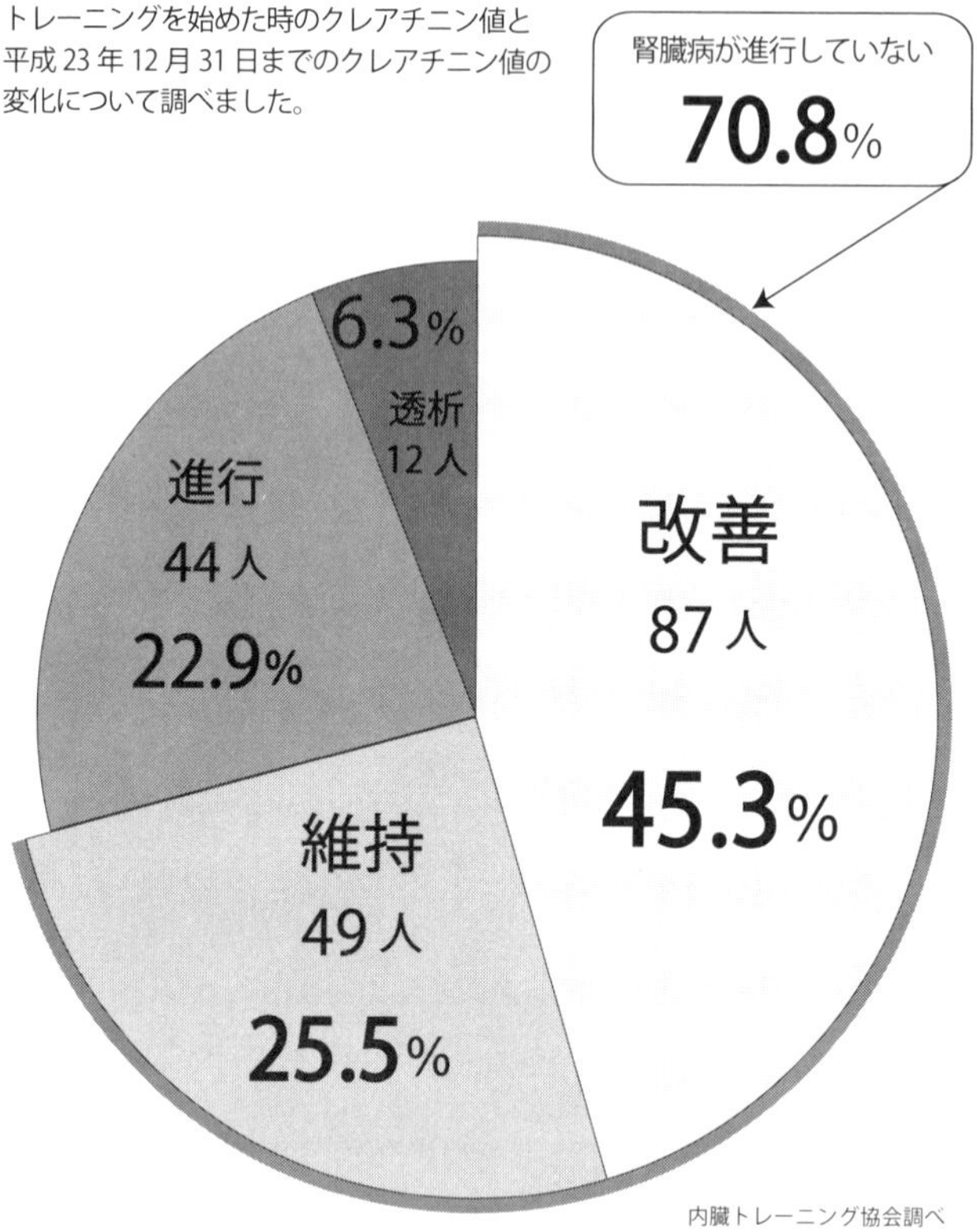

内臓トレーニング協会調べ

【 分類基準 】

◎ 改善 → 実践後、クレアチニン値が低下している。
◎ 維持 → 実践後、クレアチニン値が 0.20 以下の上昇にとどまっている。
◎ 進行 → 実践後、クレアチニン値が 0.21 以上増加している。
◎ 透析 → 透析治療に進行した。

このグラフは、トレーニング開始時の数値と最終報告書に記載されていた数値を比較したものです。実践期間の長短は考慮していません。

クレアチニンの数値を下げた人が45.3%、上昇を0.20までにとどめている人が25.5%となっています。実践者は、「腎臓病を治したい！」「せめてクレアチニンの上昇を止めたい」と思ってトレーニングを行っていますから、70.8%の人たちがその願いを実現していると言えるでしょう。

クリニックへは「絶対下がらないと言われるクレアチンが下がった」とか「本当に下がるんですね」という驚きの声が届いています。しかし、22.9%の人が数値を上昇させています。そして、残念ながら6.3%の人たちが、透析に入ってしまいました。

数値を下げた人、上昇を0.20までに抑えた人、上げてしまった人、透析に入った人、それぞれに事情があり、取り組み方にも違いがあります。後ほど、クリニックに寄せられた報告から、その辺の事情を述べます。

② 実践期間を３ヶ月に限ると、８０.８％の人たちが上昇を止めたり下げたりしている

トレーニングを始めた時のクレアチニン値と
3ヶ月目のクレアチニン値の
変化について調べました。

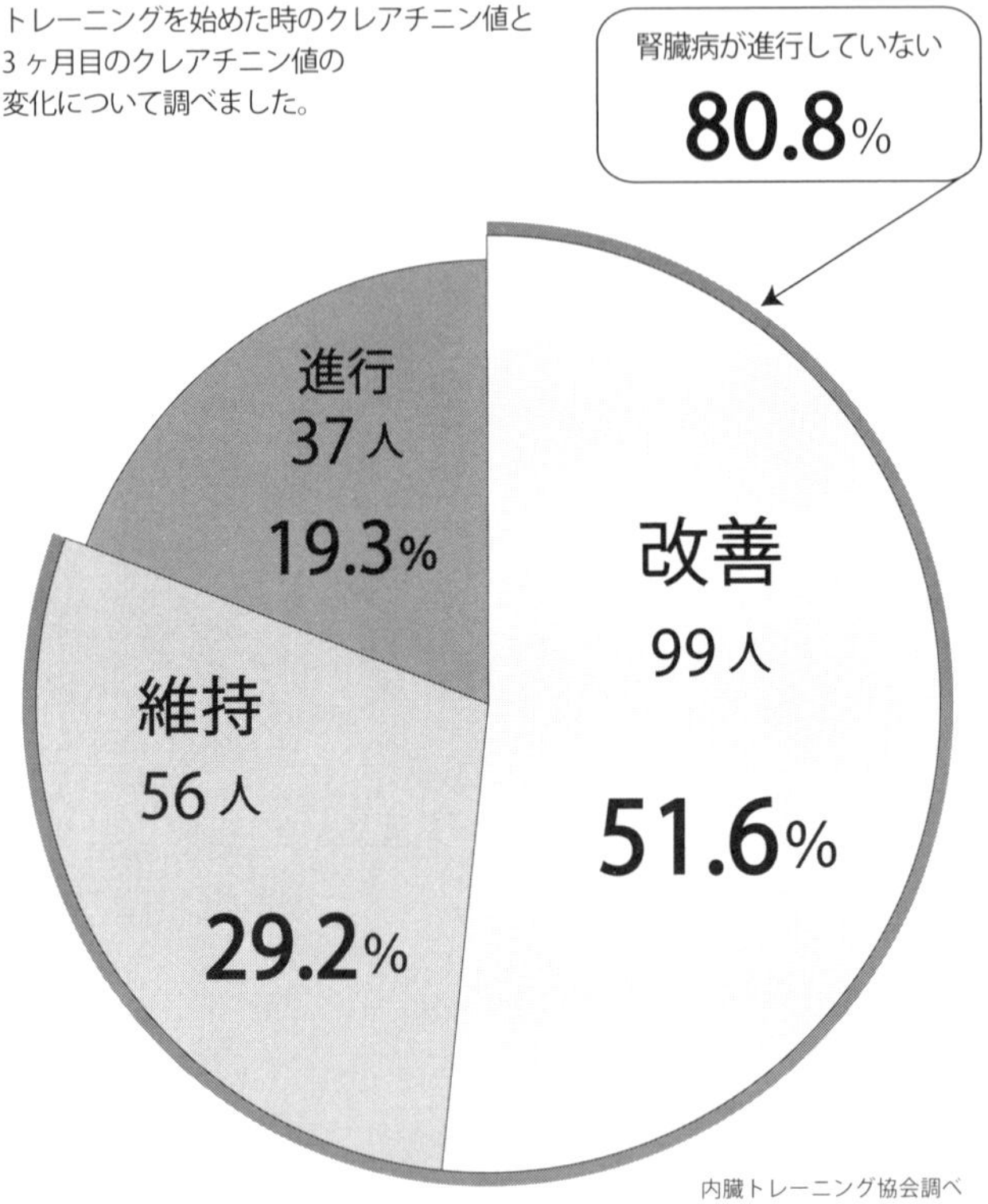

内臓トレーニング協会調べ

【分類基準】

◎ 改善 → 実践後、クレアチニン値が低下している。
◎ 維持 → 実践後、クレアチニン値が 0.20 以下の上昇にとどまっている。
◎ 進行 → 実践後、クレアチニン値が 0.21 以上増加している。
◎ 透析 → 透析治療に進行した。

このグラフは、トレーニング開始時の数値と3ヶ月後に報告された数値を、比較したものです。3ヶ月目にこだわった理由が3つあります。

①トレーニングを始めると早い人は3日目ぐらいから、遅い人でも3ヶ月くらい経つと、クレアチニンの数値に変化が出てくる。

②トレーニングを開始したばかりで、どうしても下げたいという意欲が高く、クリニックの指導を素直に受け止める。

③自宅でのトレーニングのため、3ヶ月を過ぎると個々の生活がトレーニングに影響し、トレーニングの効果があいまいになる。

期間を3ヶ月と限ることにより、実践結果としての数値と内臓トレーニングの効果の相関がより明確になります。グラフをご覧いただいたとおり、数値を下げた人が51．6％、上昇を0．20の範囲で抑えている人が29．2％と、トレーニングの結果に満足している人が80．8％となっています。トレーニングを開始した人の中には、クレアチニンの数値が6．00と高く、「来週から透析に入る予定だ」という人もいましたが、この期間ですと、さすがに透析に入った人はいませんでした。

③ 自覚症状のない時期から取り組んだ人ほど、数値を下げている

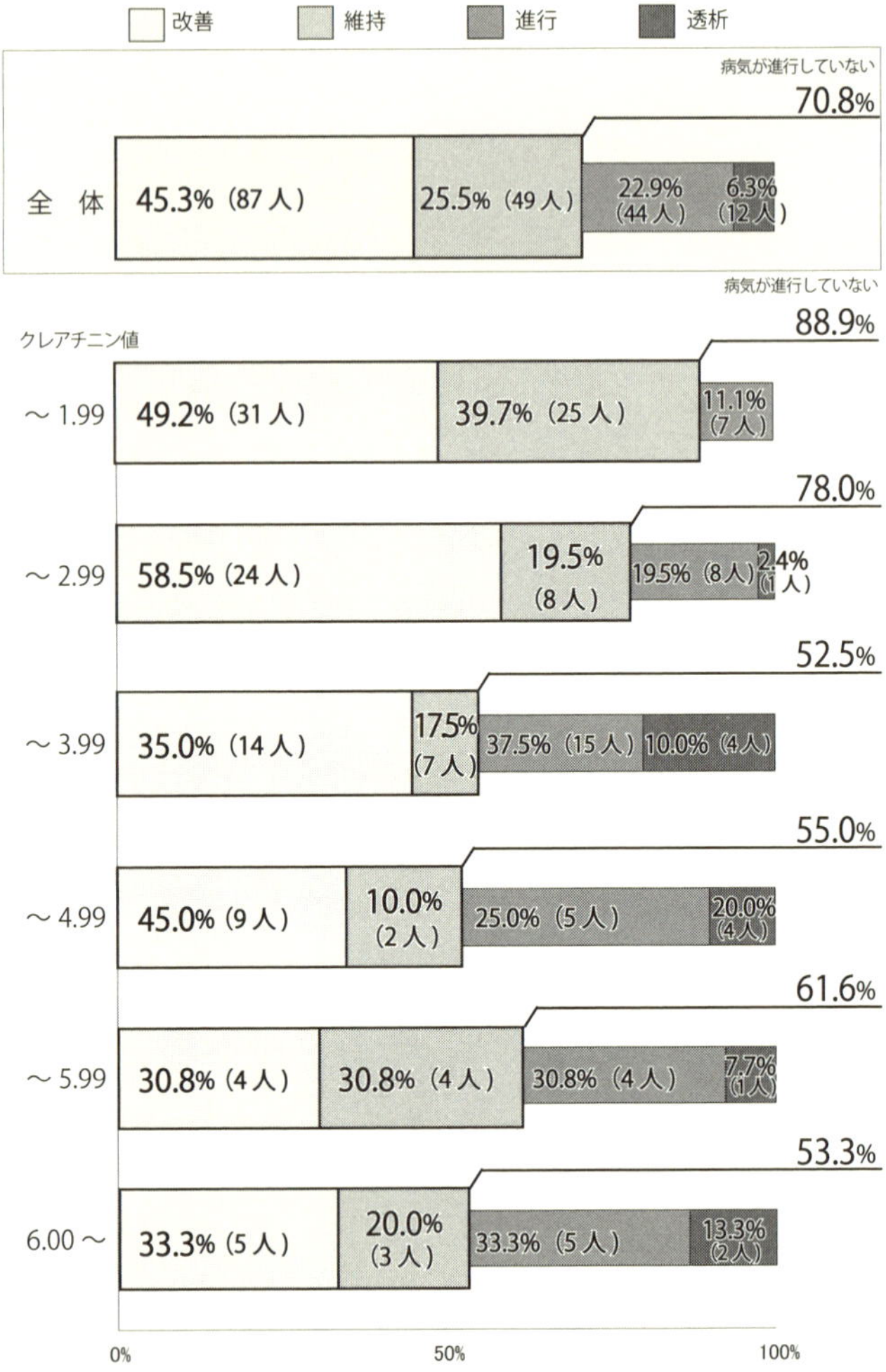

内臓トレーニング協会調べ

このグラフは、実践開始時のクレアチニンの数値別にトレーニングの効果をみたものです。ご覧のとおり、

全員の維持・改善率が・・・・・・・・・・・・７０．８％
１．９９以下の人の維持・改善率が・・・・８８．９％
２．００から２．９９までの人たちが・・・７８．０％

と数値の小さい人ほど、改善していることが分ります。数値が小さい人たちの中には、基準値内に戻る人もいました。

また、６．００以上の人たちでも、維持・改善率は５３．３％と、半数が満足しています。６．００を超えると腎臓の残存率は10％をきっており、ほとんどの人がシャント手術や透析が日程にのぼるようになっています。数値は日々上がっていき、数値を維持することさえ難しいのですが、５人もの人が数値を下げていることは注目に値します。

４．００〜４．９９の間の人たちの数値が低くなっていますが、実践者から届く報告をみると、この間の人たちは、だるい・疲れやすいという自覚症状が出るようになり、さらに長年低く保っていた数値が突然上がりだし、病気の勢いに気持ちが負けてしまいがちなところが感じられます。

そんな背景が、改善できない原因になっているように思われます。

このグラフから読み取れることを再度まとめると、次のようになります。

◎腎臓病初期の人ほど、クレアチニンの数値を維持・改善している人が多い。

◎逆に、数値が高い人ほど維持・改善が難しい。

しかし、６．００以上の人でも５３．３％の人が維持・改善しており、数値が高くても取り組むことを諦める必要はない。

④クレアチニンの数値を基準値に戻した人たち

腎臓病と診断する判断基準に、クレアチニンの数値があります。計測方法により数値の違いがあったり、検査機関による誤差があったりして、その基準値は医療現場によって、多少ですが違っています。この調査では、その基準値を、男性が1.00、女性が0.80と設定し、トレーニングの結果を調べました。

基準値以下の数値に戻した人は7人で、すべて男性でした。最も数値を下げた人は1.66から0.98にまで下げていました。基準値に下げた人は、全員が1.99以下の人たちでした。

なお、尿タンパクや血尿を気にして、基準値内であってもトレーニングを行っている人もいて、中には尿タンパクの流出を止めた人もいます。

基準値に戻すなら、数値が小さい、病気の初期に取り組むことが大切です。

⑤ 誰もが「透析に入りたくない」

a．クレアチニンの数値が4．00以上で、1年以上内臓トレーニングを実践している人が13人いた

今までのグラフでは、トレーニング開始時の数値と、直近の報告書に記載されていた数値の上下を単純に比較してきました。その際に性別や年齢、トレーニングの実践期間など、数値の上下動に影響する様々な条件を除外してきました。

トレーニングの効果や質を問うなら、様々な角度から考察を重ねるべきですが、紙幅の関係もあり、実践者の中で何人が1年以上透析を免れたかを、調べることにしました。実践者の誰もが、透析に入りたくないからこそトレーニングを始めているので、トレーニングの効果を見るには、最もふさわしいのではないでしょうか。

その基準を、「1年以内に透析に入ってしまうクレアチニンの数値を4．00とし、

この数値を超えたら透析に入る可能性がある」と仮説を立ててみました。すると、実践中の該当者は13人でした。

下限の数値を4．00に設定したのは、日本腎臓学会の治療のガイドラインに、慢性腎不全の第Ⅳ期に入ったら透析のための教育入院を行うよう勧めているからです。これを受けて全国の病院の多くが、4．00を超えたところで教育入院を行っています。

この数値は、この調査のための仮説であって、4．00を超えたら誰もが1年以内に透析に入るということではありません。

それでは、内臓トレーニング実践者の例で実証しましょう。

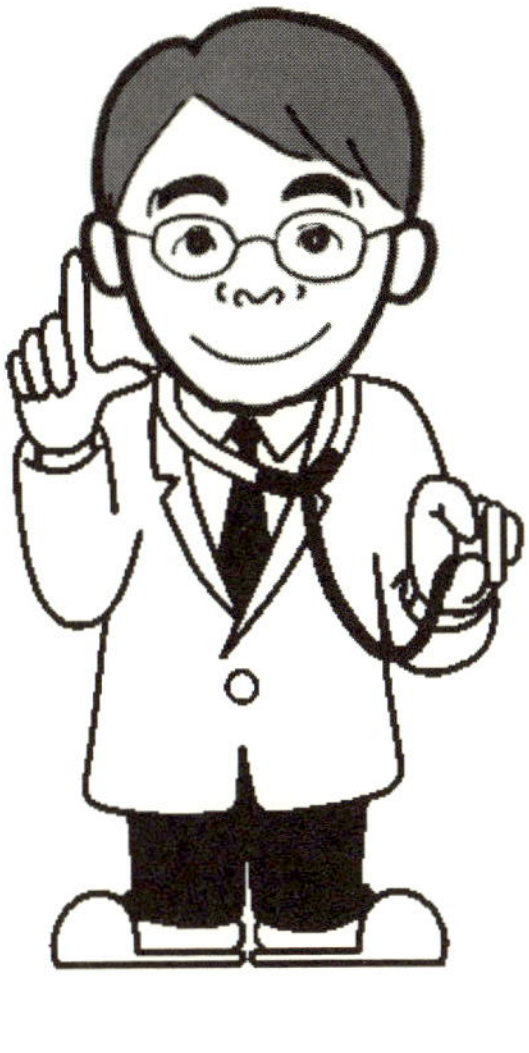

b．クレアチニン値4．00以上の人の全員が、1年以上透析を回避していた

次ページのグラフは、トレーニング開始時の数値が4．00以上で、1年以上実践している人の数値の推移を示しています。

なお、13人の中には、平成23年12月31日現在、トレーニングを継続している人もいますが、中にはグラフに記載した数値を最後に報告が途絶えている人もいます。

中には内臓トレーニングを始める前に、シャント手術を済ませている人や、1年以内に透析にはいることを主治医から宣告されている人もいました。

全員が50歳以上で、男性は12人で、1人だけ女性がいました。

【13人のトレーニング開始時の数値】

クレアチニン値	人　数
4.00 ～ 4.99	6
5.00 ～ 5.99	4
6.00 ～ 6.99	2
8.00 ～	1
合　計	13

内臓トレーニング協会調べ

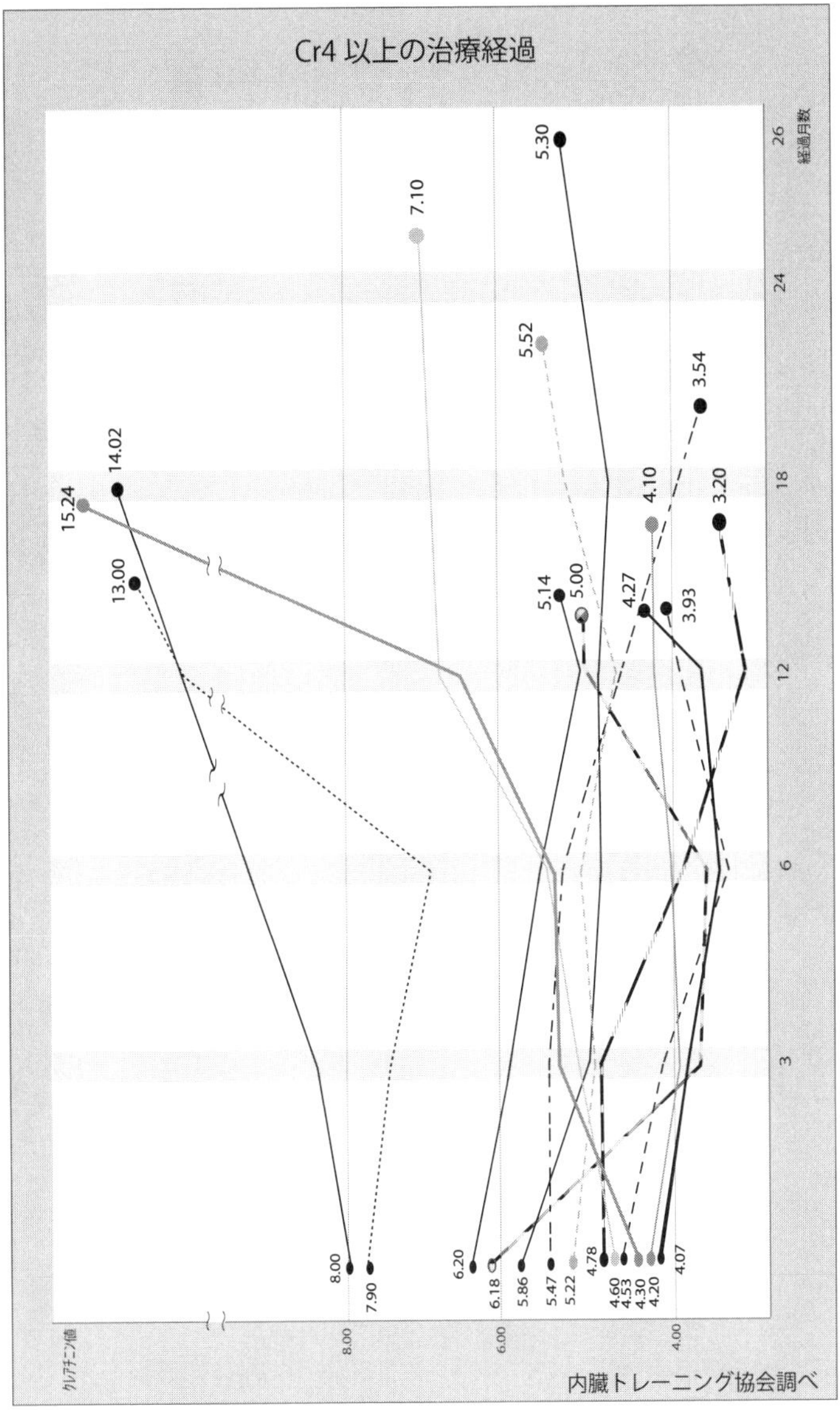
Cr4 以上の治療経過
経過月数
3
6
12
18
24
26
クレアチニン値
8.00
6.00
4.00
8.00
7.90
6.20
6.18
5.86
5.47
5.22
4.78
4.60
4.53
4.30
4.20
4.07
15.24
14.02
13.00
7.10
5.52
5.30
5.14
5.00
4.27
4.10
3.93
3.54
3.20
内臓トレーニング協会調べ

c. 実践期間1年以上で、クレアチニン値4.00以上の人のうち数値を下げた人は6人、上げた人は3人、透析に入った人は4人

《透析者について》

13人のうち、最終的には4人が透析に入りました。しかし、1年以内に限ると透析に入った人は一人もいませんでした。

◆aさん……14ヶ月目に肺炎を発症し、18ヶ月目に透析に入りました。

◆dさん……一時は6.18から3.45まで下げていましたが、食事療法がうまくいかなくなり数値が上がりました。ヘルニアの手術も控えていたため14ヶ月目に透析に入りました。

◆kさん……様々な問題を抱え激しいストレスから17ヶ月目に透析に入りました。

◆mさん……順調に数値が下がっていたのですが、身内の不幸が重なったことがストレスとなり14ヶ月目に透析に入りました。

１３人全員のクレアチニン値の変化を
改めて一覧にしてみました。

	実践開始時	最終報告書の数値	実践期間	結果
a	8. 00 →	14. 02	14ヶ月	透析に
b	7. 90 →	13. 00	15ヶ月	進　行
c	6. 20 →	5. 14	15ヶ月	改　善
d	6. 18 →	5. 00	14ヶ月	透析に
e	5. 86 →	5. 30	26ヶ月	改　善
f	5. 47 →	3. 54	20ヶ月	改　善
g	5. 22 →	5. 52	22ヶ月	進　行
h	4. 78 →	3. 20	17ヶ月	改　善
i	4. 60 →	7. 10	25ヶ月	進　行
j	4. 53 →	3. 93	14ヶ月	改　善
k	4. 30 →	15. 24	18ヶ月	透析に
l	4. 20 →	4. 10	17ヶ月	改　善
m	4. 07 →	4. 27	14ヶ月	透析に

内臓トレーニング協会調べ

《上昇した人》

◆bさん……激しい尿毒症もなく透析に入らずに何とか頑張っています。

◆gさん……数値の高さからすれば現状を維持していると言えます。

◆iさん……多発性のう胞腎なので、難しいのは分っているが、体調がいいので、もう少し頑張りたいとのことです。

《数値を下げた人》

数値を下げた人は6人でした。

トレーニングをすれば直線的に数値が下がる、ということはありません。旅行に行ったり、結婚式で食べ過ぎたりと、絶えず実践者の生活は変化しています。下げている人は、生活のリズムに合

	実践開始時		最終報告書の数値	実践期間	結果
c	6. 20	→	5. 14	15ヶ月	改善
e	5. 86	→	5. 30	26ヶ月	改善
f	5. 47	→	3. 54	20ヶ月	改善
h	4. 78	→	3. 20	17ヶ月	改善
j	4. 53	→	3. 93	14ヶ月	改善
l	4. 20	→	4. 10	17ヶ月	改善

内臓トレーニング協会調べ

わせてトレーニングの時間や内容を変えて頑張っています。下げる秘訣は、トレーニングを生活の一部にすることです。

クレアチニンの数値を下げている人は、数値を下げているだけでなく、血流が良く、自律神経のバランスが取れているため、むくみやだるさが無く、高血圧も解消されるなど様々な改善がなされています。これらの改善によって、本来なら当然透析に入っているはずの人が、入らずにいられるのです。

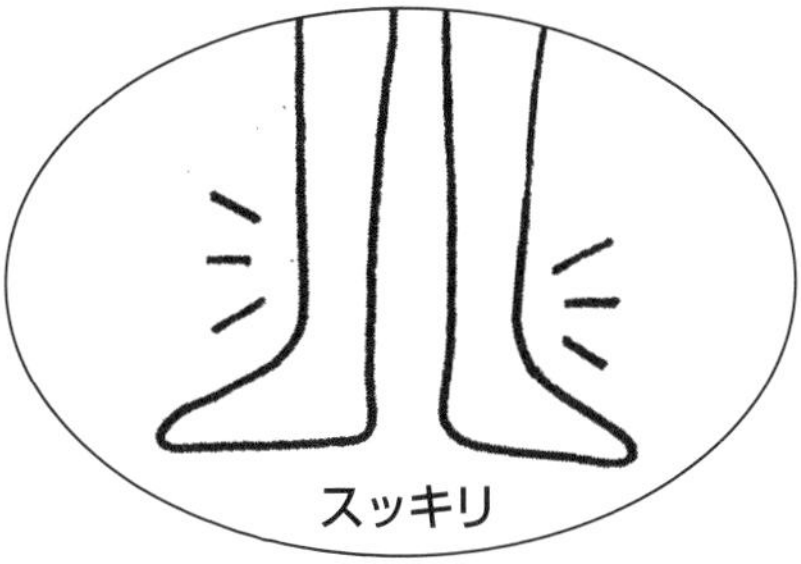

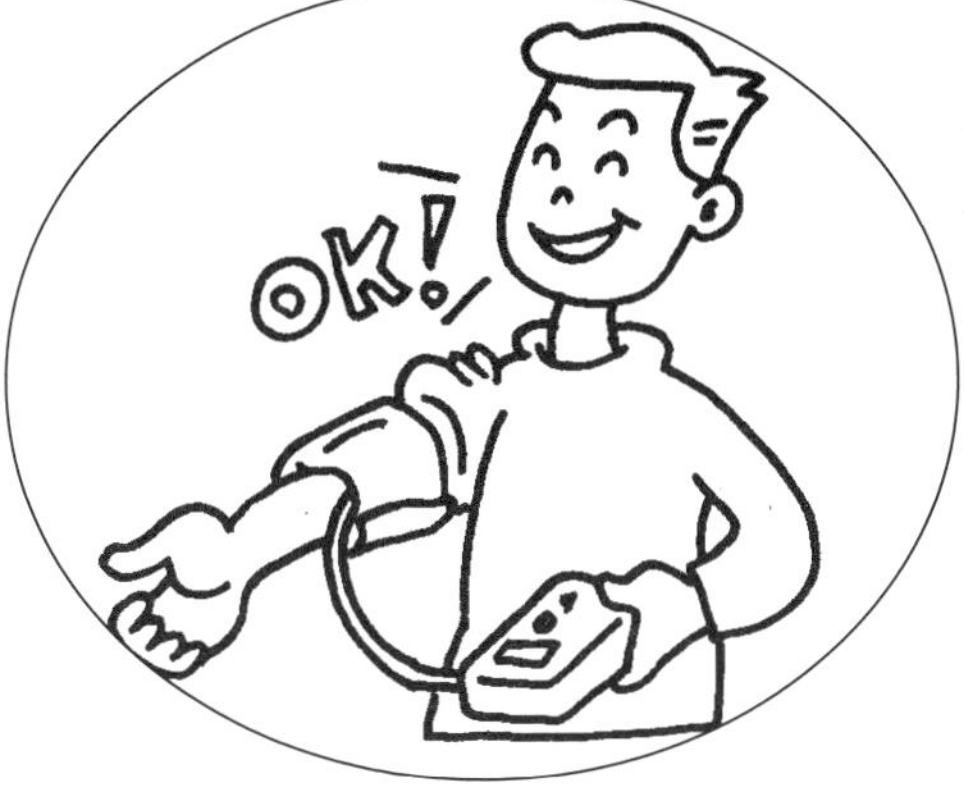

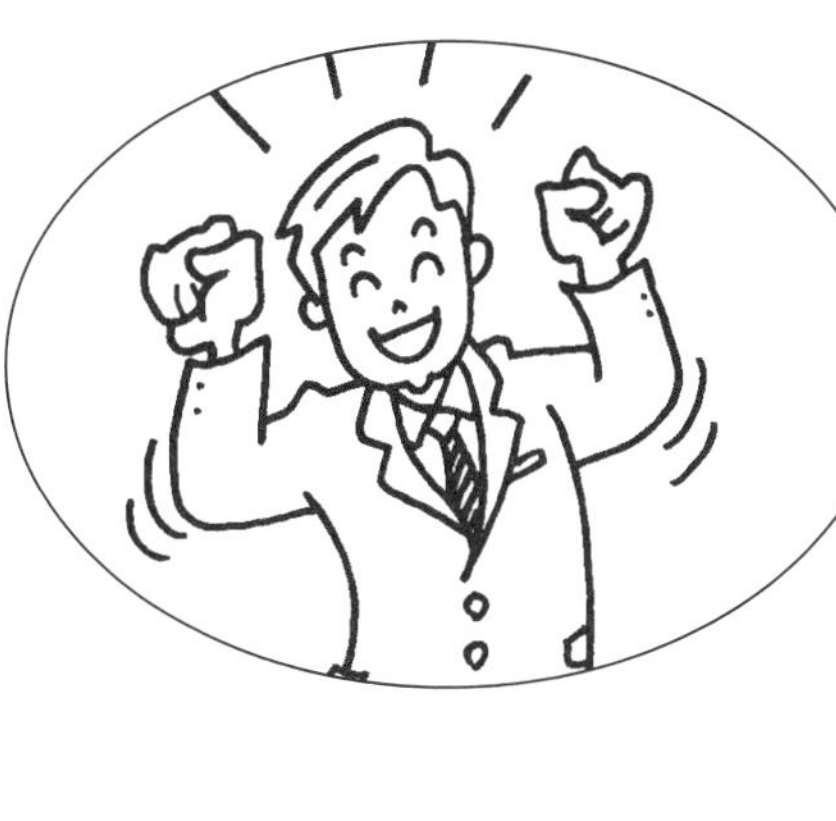

d. 13人は国の医療費削減に貢献している

仮説が外れて大変うれしい結果となりました。もし仮説が正しかったなら、13人が透析に入るはずでした。しかし、aさんdさんkさんmさんの4人は、最終的には透析に入ってしまいましたが、それでも1年以上透析に入らずにがんばりました。13人の延期月数を合計すると234ヶ月となり、一人の透析費用が620万円（尼崎市役所調べ）とすると、年間1億円以上の透析費用を節約したことになります。国の医療費削減に、大きく貢献しています。

社会の高齢化や糖尿病などの生活習慣病による患者数が増えるにつれて、国の医療費は毎年1年で約1兆円ずつ増加しています。透析前の腎臓病患者を一人でも透析に入れないための努力が求められています。

(5)どんな人がクレアチニンの数値を下げているか

数値を下げた人たちからの報告によると、数値を下げるには、次のようにすると、良いと言っています。

ア　1日3時間以上トレーニングに励む
イ　ストレスを溜めず、規則正しい生活を心がけること
ウ　過激な運動を控える
エ　塩分やタンパク質を抑える食事療法を徹底する

①クレアチニンを下げた人たちのレコードホルダー

a．片腎で、透析に入るのを2年2ヶ月引き延ばしているIさん（42歳、男性）

病　名　腎不全

実践期間　2年2ヶ月

実践時間　1日平均2〜4時間

クレアチニンの変化　5．86→5．30

２週間後シャント手術をすると言われ、藁をもつかむ思いで内臓トレーニングを始めました。最も数値が下がったのは、２０１０年１月２日の４．５２です。

現在も、透析どころかシャント手術も受けていません。病気との付き合い方も分かり、数値のコントロールができるようになりました。

【内臓トレーニング実践の治療実績】

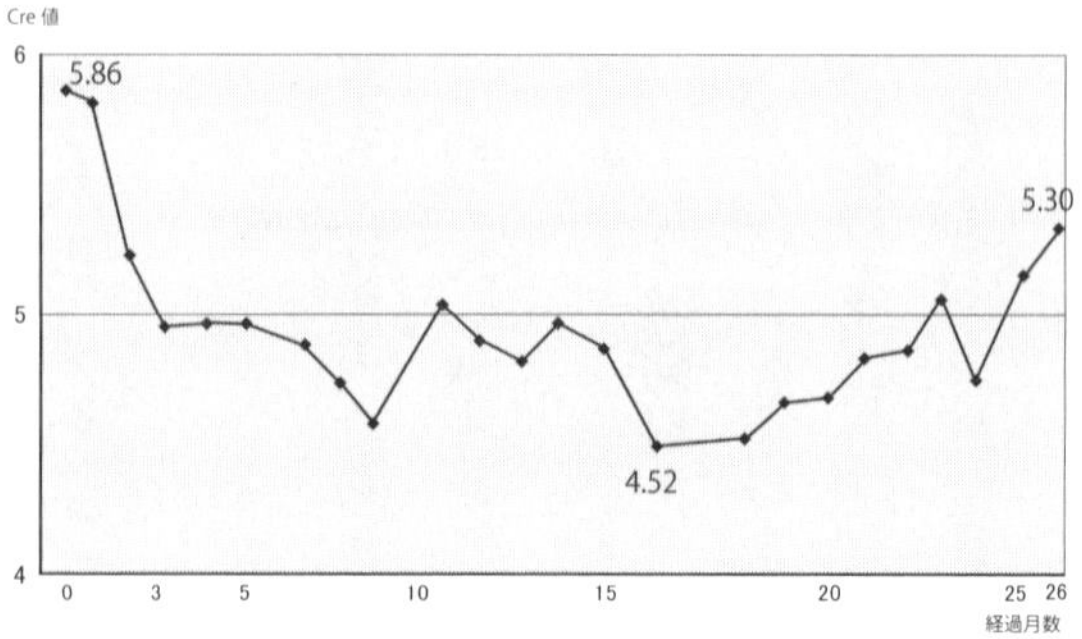

b．高い数値でトレーニングを始めたOさん（53歳、男性）

病　　名　腎不全
実践期間　10ヶ月
実践時間　1日平均3時間30分
クレアチニンの変化　6．38 → 5．43

【内臓トレーニング実践の治療実績】

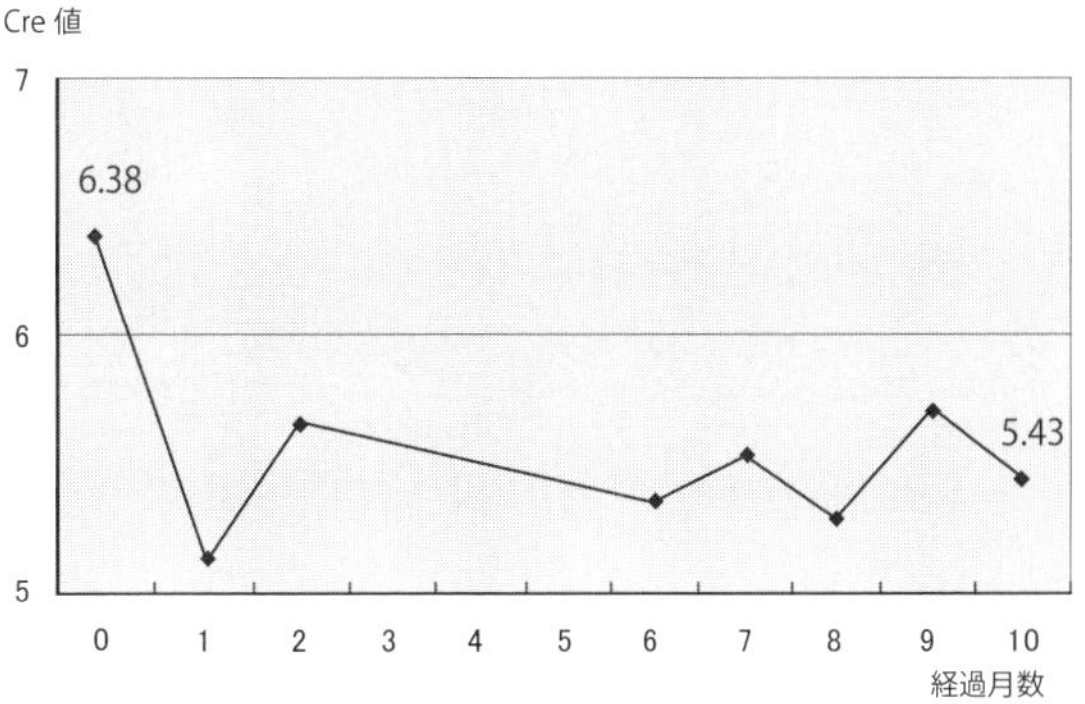

3日後に腹膜透析に入ることになっていました。会社経営が忙しいため、もう少し働きたいと思って内臓トレーニングを始めました。数値が高いので腹膜透析は覚悟しているが、できれば数値の上昇を抑えたいと思って始めたところ、約1．00位下がり、その後5．45前後のところで止まっているとのこと。

なお、この調査では全て血液検査表の数値を利用しているため、グラフが10ヶ月目で終わっていますが、2年5ヶ月の現在も実践していて、透析には入っていません。

C．下げ幅が最も大きいFさん（75歳、男性）

病　名　糖尿病性腎症、狭心症
実践期間　1年5ヶ月
実践時間　1日平均4～5時間
クレアチニンの変化　4．78→2．71

奥さんの協力で食事療法がうまくいき、クレアチニンの数値が下がると同時に、腎臓病以外の合併症も、症状が出なくなり体調は良好になりました。数値が下がり、時々、奥さんの目を盗んでおいしいものを食べる余裕がでてきました。（2012年2月10日現在はさらに下がって2．15となっています）

【 内臓トレーニング実践の治療実績 】

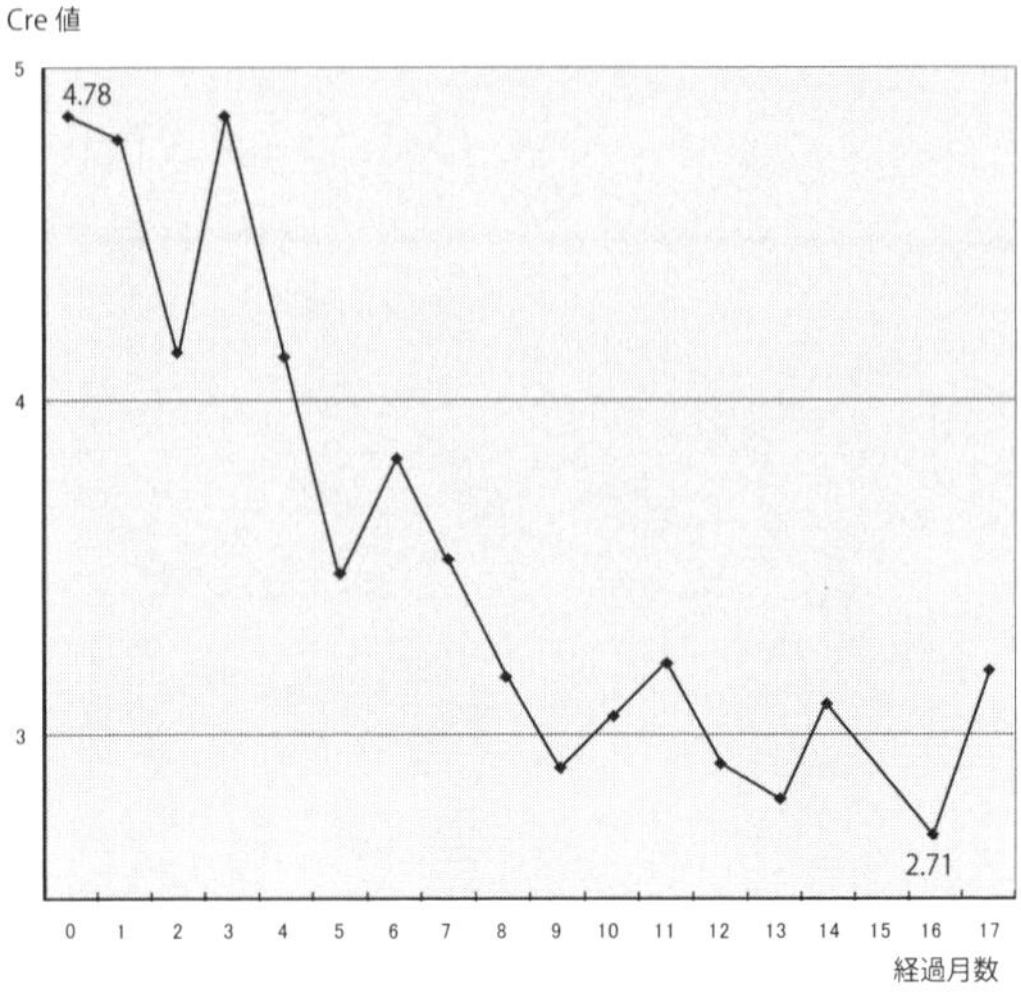

d. 一時は数値を基準値に戻したMさん（64歳、男性）

【 内臓トレーニング実践の治療実績 】

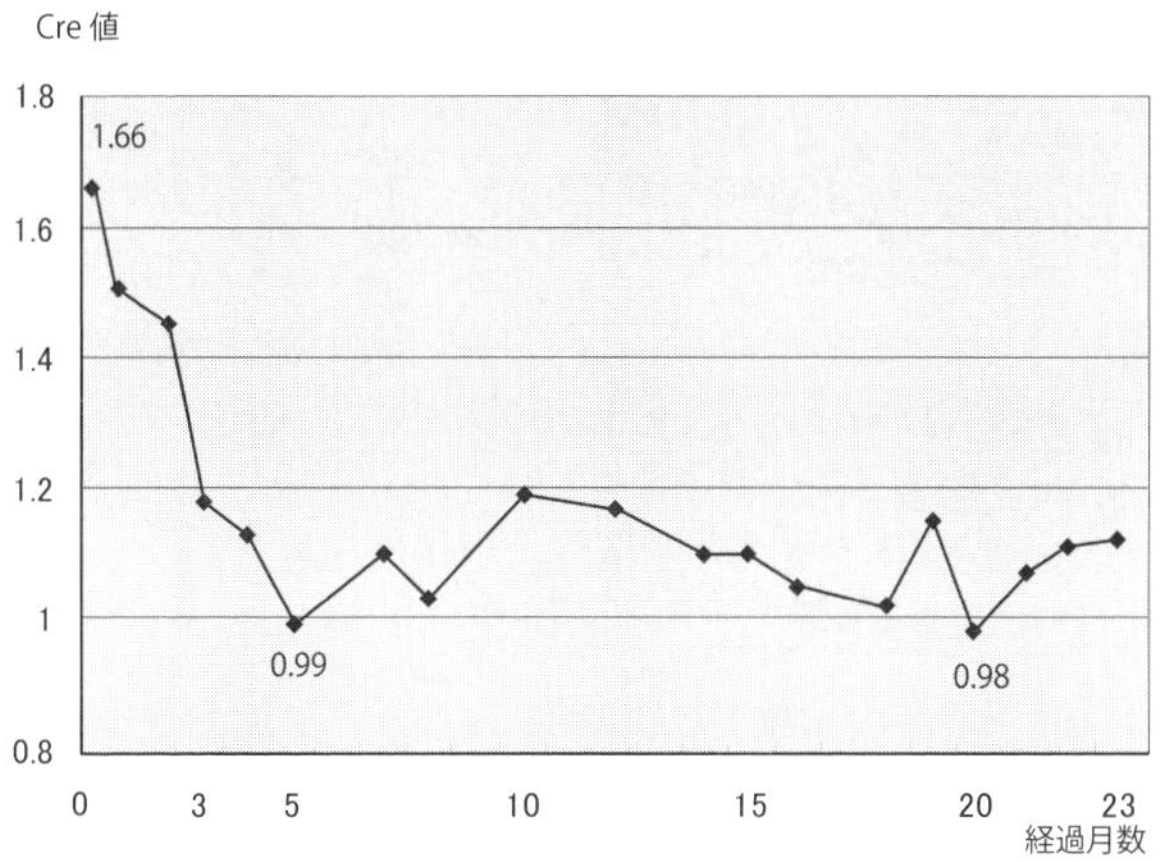

病　　名　　腎臓病
実践期間　　1年11ヶ月
実践時間　　1日平均4時間
クレアチニンの変化
1.66→1.12

非常に真面目で一生懸命な方です。血液検査表を1ヶ月半毎に報告してくれます。規則正しく報告がある人の多くは、おおよそ良い結果を出しています。実践して1年7ヶ月目に、クレアチニン値0.98、eGFRは59.9%にまで回復しました。

現在はeGFR65%を目標にトレーニングに励んでいます。

e．薬が全部無くなり、医師からもう受診しなくても良いと言われた

Hさん（21歳、男性）

病　　名　　ＩｇＡ腎症
実践期間　　10ヶ月
実践時間　　１日平均３時間
クレアチニンの変化　０．７３ → ０．６７

４日目

今日は病院の診察の日でした。蛋白一日量とコレステロールの値が下がっておりうれしかった。とくに蛋白一日量は退院以来一番低い値でした。ちなみにクレアチニンはいつも正常値内だから心配することはないけれど、その正常値内の中でもいつもより低い値が出ていたので安心した。

150日目

今日は腎臓内科の検診の日でした。今日から薬が全部なくなることになりとてもうれしいです。あと望むことは病気が完全に治ることです。

トレーニング実施前の3年間は、毎年春になると体調を崩し、入退院を繰り返していました。体力が無く仕事に就くことも出来ませんでした。トレーニング開始後、体力が付きアルバイトが出来るようになりました。尿タンパクや潜血も出なくなり、薬が全部なくなり、病院への通院もなくなりました。

f.最も高齢の実践者のHさん（92歳、男性）

病　　名　　　　腎臓病
実践期間　　　　2年4ヶ月
実践時間　　　　毎日3時間以上
クレアチニンの変化　実践開始時のクレアチニン値は不明、
　　　　　　　　実践して7ヶ月目が1．37、19ヶ月目が1．18

1年4ヶ月目の連絡では、身体は元気で、身の回りの世話は自分でできるそうです。毎日の買い物には、車を運転して出かけています。

特にすることはないので一日中トレーニングをしているそうで、腎臓病の改善のみならず体調も良くなってきて、トレーニングのおかげで長生きができると喜んでいます。奥さんともども益々元気でいて欲しいものです。

g．最も長い間トレーニングを続けているTさん（58歳、女性）

病　名　　多発性のう胞腎
実践期間　５年５ヶ月
実践時間　１日平均３時間
クレアチニンの変化　３．３０→５．００

最初は、だるくてしんどいといっていましたが、トレーニングを続けることにより、１年目頃から、「体調が良く疲れにくくなりました」「長く歩けるようになりました」「買い物に行けるようになりました」「旅行に行ってきました」と、報告が変わっていきました。

残念ながら、数値は上がってしまいましたが、体調はよくなりました。

現在は、体調に合わせてトレーニング内容と時間を調節し、食事も自由自在になり、生活に合わせて数値をコントロールできるよう努力をしています。

②顕著に数値の改善が見られる人たち

腎臓病の末期にもかかわらず、内臓トレーニングで効果が出ている人の気質は共通しているようです。

◎真面目、几帳面、粘り強い

腎臓病は生活習慣病であるため、自己管理が必須です。病気と真剣に向き合い、粘り強く内臓トレーニングを続けている人が、大きな成果を出しています。「自分の病気は自分で治す」という指導を、体現している人たちです。

◎家族や周囲の支えがある

トレーニング結果を一緒に喜んでくれる家族がいることは、病人にとって大変嬉しいことです。また、食事や体調の管理などのサポートをしてもらえるのも、ストレスの溜まらない生活を送るためには大切です。

最も大きな効果は、腎臓病と前向きに取り組む姿勢を持続できることではないでしょうか。

◎柔軟な心で病気と向き合う

腎臓病を患っていると、いろいろなアドバイスを受けます。それを受けて様々なことを試みますが、結局残念な結果で終わっています。何度も繰り返す内に人の言葉に耳を傾けなくなりがちです。

友人が数値を下げた検査表を見せても、「そんなはずはない」と否定し、無視する人もいます。柔軟な心で物事を判断してみましょう。

◎自分の身体と内臓トレーニングの効果を信じている

内臓トレーニングをはじめても、なかなか結果が出ない人がいます。このような中で、結果を出している人は、自分にはまだ自然治癒力が残っていること、自然治癒力がつけば腎臓が改善すること、自然治癒力をつけるには内臓トレーニングが適していることを、強く信じています。

信じればこそ長く実践できるのでしょう。

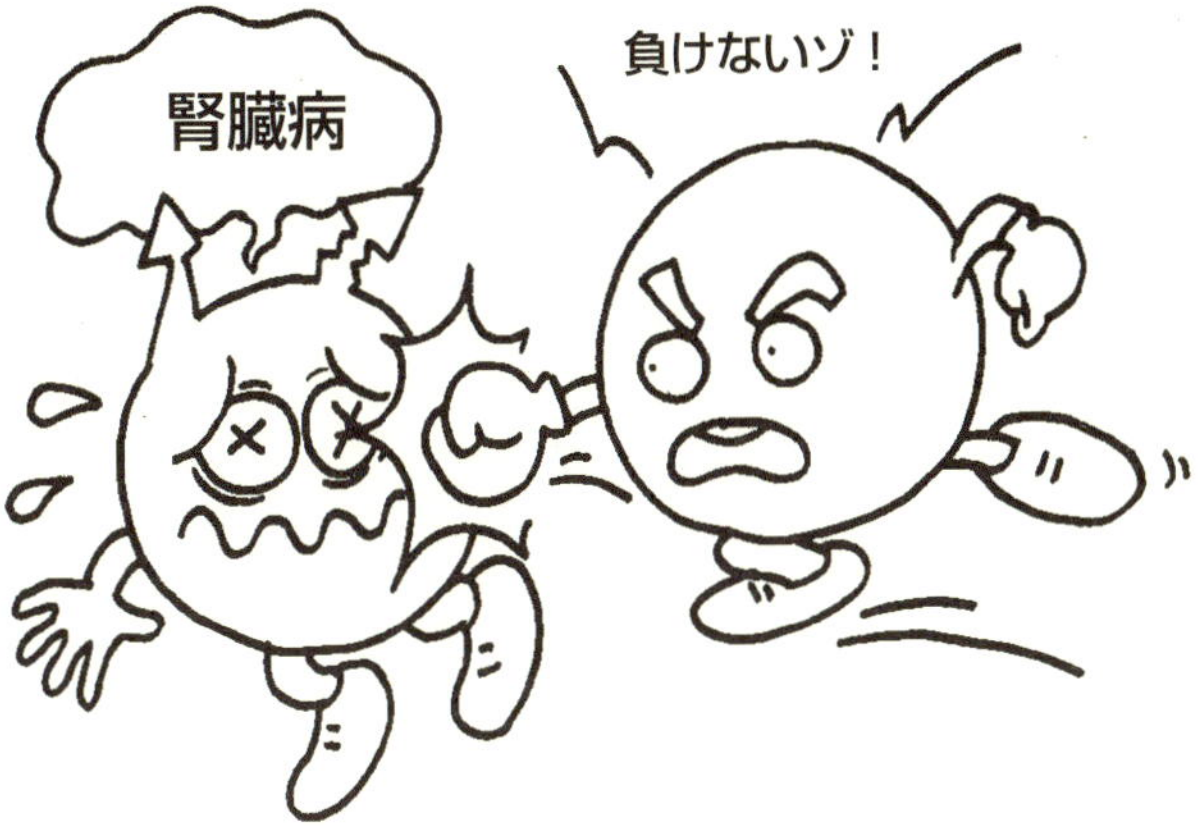

何となく効果を出している人たちの気質を述べてみました。成功の秘訣をご理解いただけるでしょうか。もちろん、これが絶対条件ではありません。奥さんを亡くして一人で頑張っている人、単身赴任で食事管理を完璧にしている人、皆さん一生懸命病気と闘っています。

自覚症状が無くても自分の病気と真剣に向き合っている人が最も効果をあげています。

③ 2人の実践者 ―腎臓病に対する危機感の違い―

Mさん（63歳・男性）

クレアチニンが1．66のとき、主治医から「腎臓病は治らない。将来透析になる」と宣告され、ショックを受けました。「何とかしたい！」との一心から、ネットを調べていたところ、当クリニックのホームページに行き当たりました。

その中のクレアチニンが下がると書かれていた一文と内臓トレーニングの考え方に共感し、すぐに内臓トレーニングに入りました。

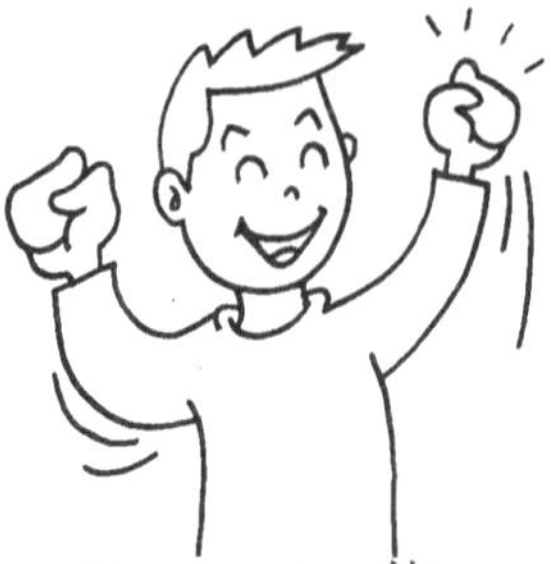

その結果、4ヶ月後には0．99までクレアチニンの数値を下げ、2年経った現在もクレアチニン値は0．98へ、eGFRは59％を維持しています。

将来はeGFRを65％まで上げようと、現在もトレーニングに励んでいます。

Kさん（62歳・男性）

クレアチニンが1．73のとき、1年前に当クリニックのホームページを見ましたが、説明を読むこともなく、そのままの生活を続けていました。

ところが1年後にはクレアチニン値が4．24になり、その2週間後には4．49になってしまい、シャント手術の話が出てきました。あまりに数値の上昇の早いことと、透析の話が出たのにびっくりして、当クリニックのことを思い出し、平成23年の暮れから内臓トレーニングに取り組み始めました。

当クリニックのホームページを見ても、そのままの生活を続けたのは、そんなに早く数値が上昇するとは思わなかったからだそうです。

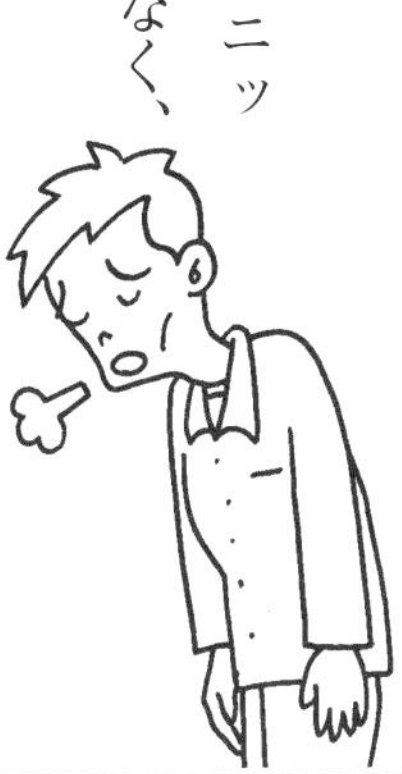

2人の違いは、腎臓病についての理解度の深さの違いです。生活習慣病は患者自身が自覚を持って、自ら管理することが大切であり、その意識を育てたいものです。

(6) 内臓トレーニングをしても数値が下がらない

① 下がらない理由は様々

内臓トレーニング実践者の中から、時々「クレアチニンの数値が下がるというから トレーニングを始めたのに、一生懸命実践しても数値が下がらないのはどうして だろう」というような質問をいただくことがあります。

下がらない理由は様々ですが、例えば、おいしいものを食べたい、自分の生活ス タイルを崩したくない、趣味を楽しみたいなどのケースが考えられます。

それぞれのケースについて紹介しましょう。

◎たくさんの病気を抱えているケース◎

腎臓病は生活習慣病であるため、心臓や肝臓などに病気を併発している人が多くみられます。複数の病気を同時進行で治療している人は、腎臓病には最後に透析という延命手段があることから、腎臓病よりも別の病気の治療が優先されます。たとえ透析に入ることが分っていても、併発する病気の治療の方が優先されることもあります。

実践者の中に、狭心症と腎臓病の二つを持病にしている人がいました。狭心症は即刻命に関わります。狭心症の手術をしたことによって、透析に入ってしまった人もいます。

併発している病気をたくさん抱えている人ほど、透析に入る危険性は高くなります。生活習慣病は、全身の機能が衰えた結果ですから、腎臓病と診断されたら、すぐに併発する病気があるかどうかを確認しましょう。

◎「すでに時遅し」というケース◎

2年ほど前、クレアチニンの数値が10．00を超え、明日透析に入るという50代の男性が、静岡にやってきました。診れば脚は象のように太くむくみ、吐き気やめまいがすると言います。すでに尿毒症を発症して、苦しんでいました。内臓トレーニングは一定の時間を掛けて、自然治癒力を回復させる治療法ですから、瞬間的に効果を出すことはできません。主治医の先生に治療をお任せするしかありませんでした。

トレーニングは、病気の軽い段階なら快適な刺激になりますが、体調を崩した人にとっては苦痛になることもありますし、体力的に大きな負担となって、疲労感だけが残ってしまうケースもあります。

人によっては、クレアチニン値が6．00を超えていても、改善することがあります。身体の状態によって、内臓トレーニングの効果は違ってきます。体力に余力を残してトレーニングに入ることが望ましいのです。

◎闘病よりも自分の生き方を大切にしたいというケース◎

腎臓が弱ってくると、血中にタンパク質の消費カスである尿素窒素や尿酸が排出されます。このため、腎臓病はタンパク質との闘いといってもいいでしょう。しかし、腎臓が弱っていると言われた人のほとんどは、塩分の摂りすぎを注意されてもタンパク質を控えるようには言われません。そのせいか、ついつい、おいしいものを摂りすぎてしまう人が多いようです。

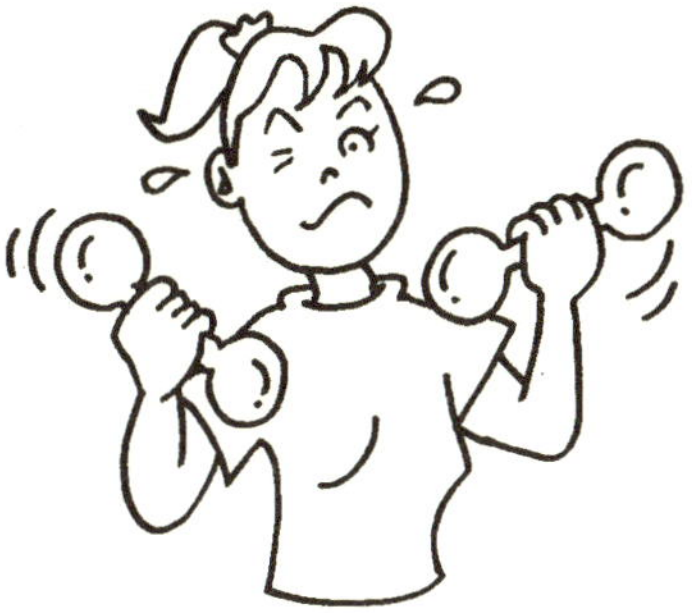

また、この病気では、激しい運動を控えなければなりません。しかし、若いころから続けてきたマラソンや野球など、人生の楽しみを削りたくないという人もいます。腎臓病患者と自覚し、食事制限や運

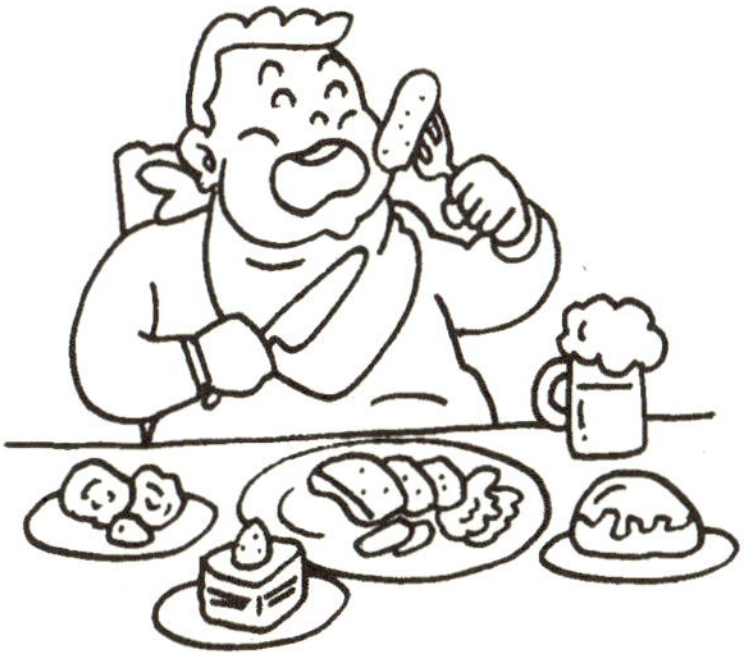

動制限の必要性を理解していても、なお自分の趣味、嗜好を変えない人は、趣味・嗜好を貫いて短命を選ぶか、趣味・嗜好を諦めて命をながらえるか、究極の選択をしていることになります。

この段階になると、医師は人それぞれの人生と割切らざるを得ず、それなりの付合い方をするしかありません。

そのようなことであっても、自覚症状が出にくいために、本人に究極の選択をしているという自覚や覚悟のないことが多いというのが実情です。そのため、透析の話が出てくると、「一言教えてくれたら」という落ちがつくこともあり、私たちは意識的にコミュニケーションを取っていく努力をしています。

◎内臓トレーニングを信頼できないというケース◎

「クレアチニンは下がらない」というのが世間の常識です。そのうえ一度は内臓トレーニングを信じて取り組んでみたものの、めざましい改善が見られない時に、疑問を感じるのは当然です。

「下がると言っているが、本当は下がらないのだろう」「なぜ下がるか、理由を説明して欲しい」「そんな画期的な方法なら、なぜもっと社会に広まらないのか」と質問をぶつけてくる人もいます。

こういう人たちは、どんなに説明しても納得せず、やらない理由を探し出してトレーニングから離れていきます。また、友人から勧められて他の方法に走る人もいます。

内臓トレーニングの効果が出ない理由の多くは、信頼できないからと、自ら努力をしないことにあると言えそうです。

◎生活の中に内臓トレーニングを取り込めないケース◎

内臓トレーニングは、毎日3時間以上するよう義務づけています。

寝ころんでいても、テレビを見たり、食事をしているときも実践できることから、簡単に取り組めると思う人がいます。しかし、はじめてみたものの、今までの生活のリズムから内臓トレーニングを取り入れた生活リズムに切り替えることができずに、中断してしまう人もいます。

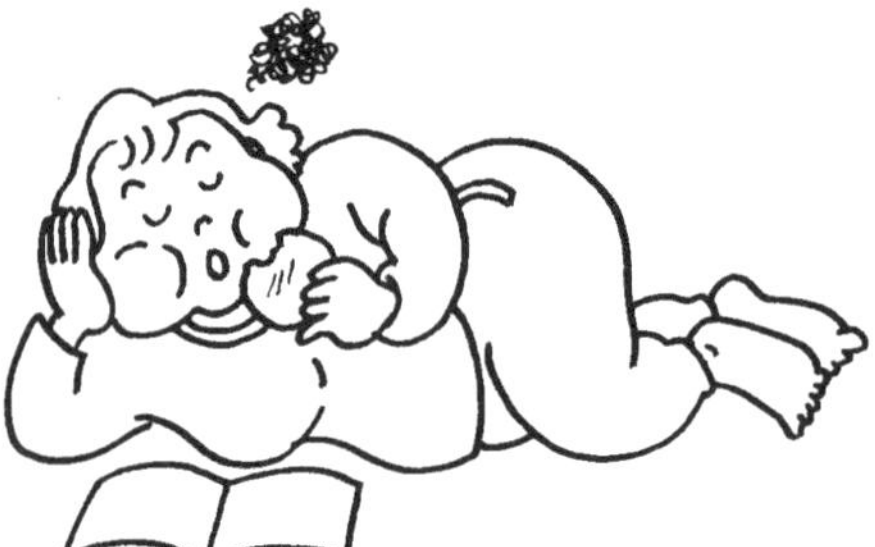

思いつくまま成果を出せない理由を挙げてみました。しかし、これが全てとは言えません。クリニックでは、全国の内臓トレーニング実践者と、電話、ＦＡＸ、メールで連絡を取り合っていますが、実践を中断した理由は千差万別で実態把握は困難

です。

中断した方の多くは連絡も途絶えてしまいますが、半年、1年と音信不通の方からひょっこり手紙が届き、交流が復活することもあります。

実践者にはそれぞれの生活がありますから、トレーニングをするかしないかは、それぞれの自主性に任せるしかありません。

現在、クリニックでは、内臓トレーニングの普及活動を行っている社団法人内臓トレーニング協会と連携し、ホームページで実践者の頑張っている姿を紹介したり、電話相談に答えたりして、実践者と良好な関係を作っていくよう努めています。

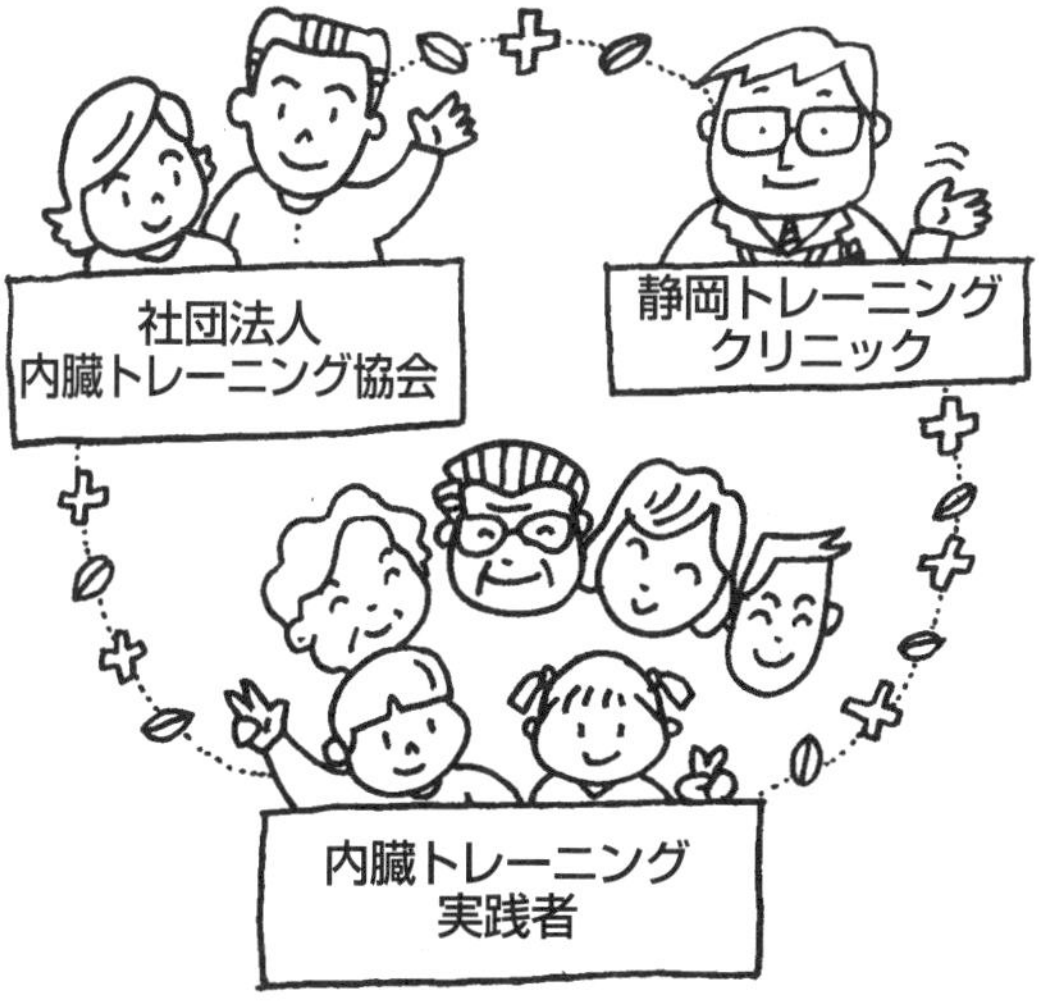
社団法人
内臓トレーニング協会
静岡トレーニング
クリニック
内臓トレーニング
実践者

②透析に入ってしまった原因を探る

調査対象の192人は3ヶ月以上内臓トレーニングを実践し実践報告を送付してきた人たちです。そのうちの12人が透析に入りました。送られてきた報告から、12人の様子を追ってみました。


透析に入った方々の病名を見ると、糖尿病性腎症の人が7名と最も多く、次いで慢性腎不全（慢性腎臓病も含む）、更に腎硬化症、多発性嚢胞腎となっていました。

年齢は最も若い人が51歳・女性で、最高齢は75歳・男性でした。

内臓トレーニングを始めたときのクレアチニンの数値が最も低かった人は2.70、最も高かった人は8.00でした。

内臓トレーニングを実践してから透析に入るまでの期間が、最も短い人の数値は

４．２０で、11ヶ月後に透析に入りました。最も長かった人は、８．００からはじめ、１年６ヶ月後に透析に入りました。透析に入るまでの実践期間が１年を超えた人は９人です。

最後に、透析に入るきっかけとなった理由で多かったのは、狭心症やヘルニアの手術をしたとか、脳梗塞で倒れたなど、腎臓病以外の病気が原因でした。

特に、糖尿病性腎症の人は、血管がもろくなる前にシャント手術をするため透析に入る時期が早くなっています。また、ちょっとした怪我や風邪をひいたことで透析に入っています。

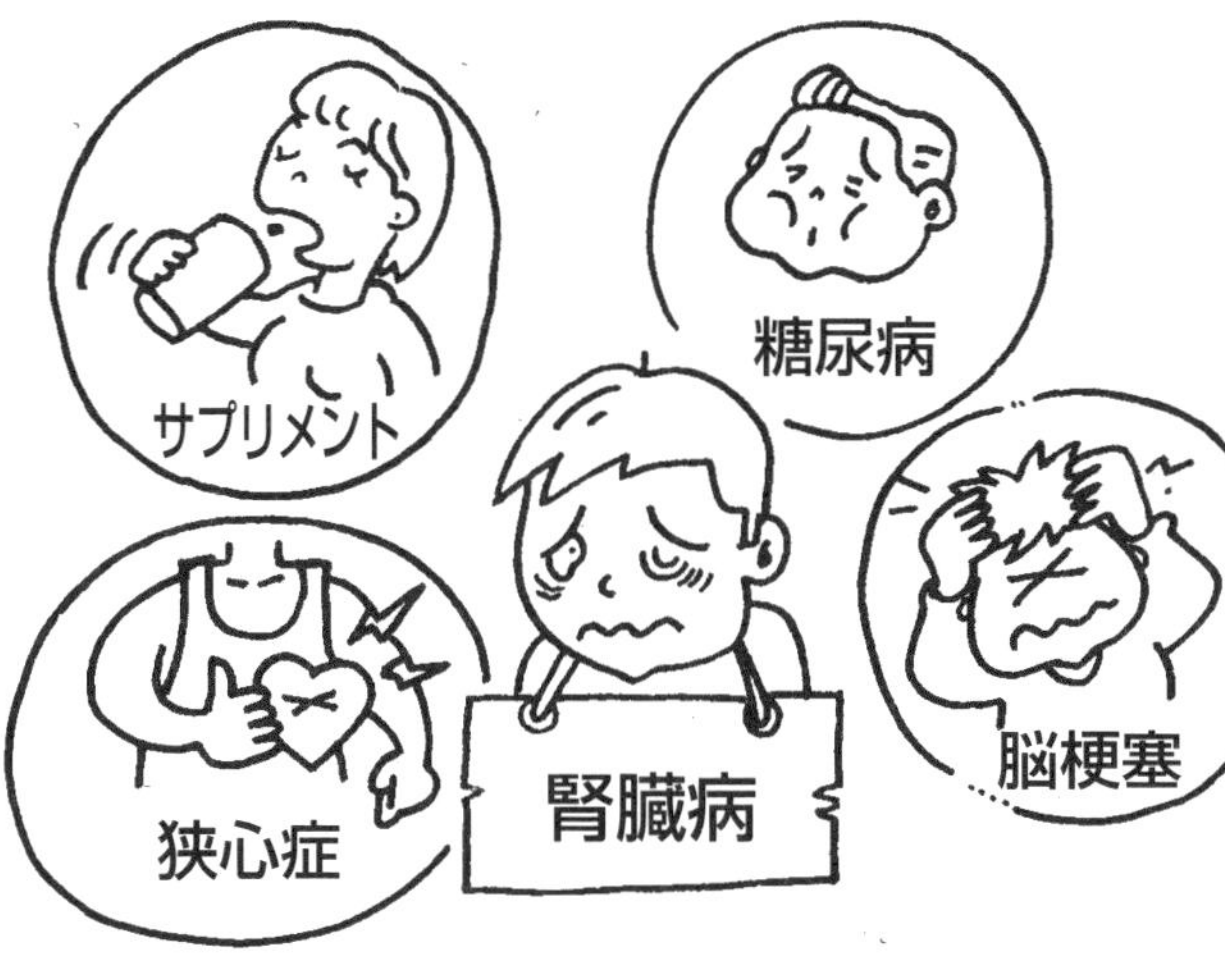

他の腎臓病の人より簡単に透析に入ってしまい、透析直前になっては手の施しようがありません。

次に多かったのは、内臓トレーニングでクレアチニン値が下がったり、体調が良くなったことで、さらに効果を上げようと、サプリメントや友人から勧められた健康器具を使用したことで、かえって病気が進行してしまった例です。

その他、家族に不幸があったり、仕事や対人関係の悪化や子供のことでストレスを溜め、一気にクレアチニンの数値を上げてしまい透析に入った人もいます。

中には東日本大震災によって平穏な生活が破壊されてストレスを溜め込み、透析に入った人もいました。

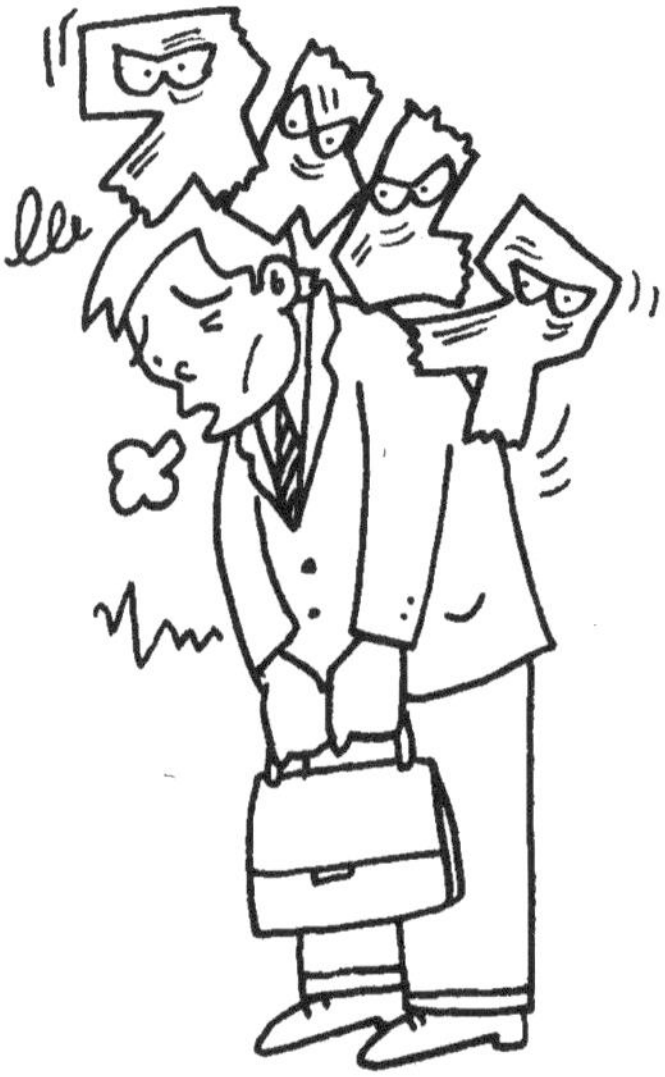

③腎臓病特有の症状の改善例

内臓トレーニングとクレアチニンの数値の変化について述べてきました。
ここからは、内臓トレーニングによって腎臓病特有の症状の改善例を紹介します。

★高血圧★

★静脈瘤★

★むくみ★

★HbA1c★

★透析の合併症★

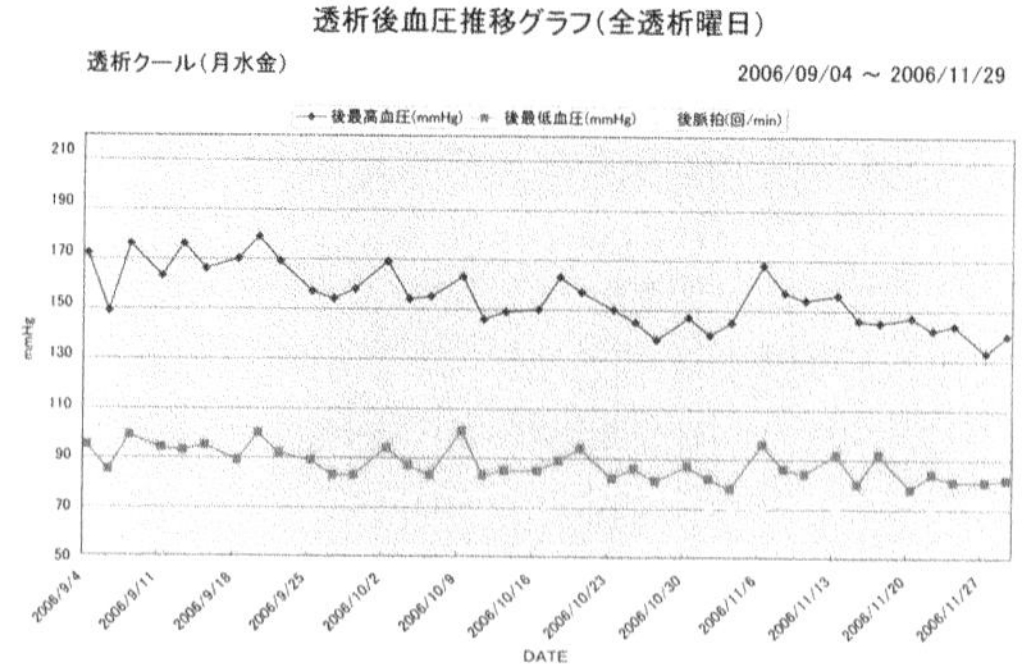

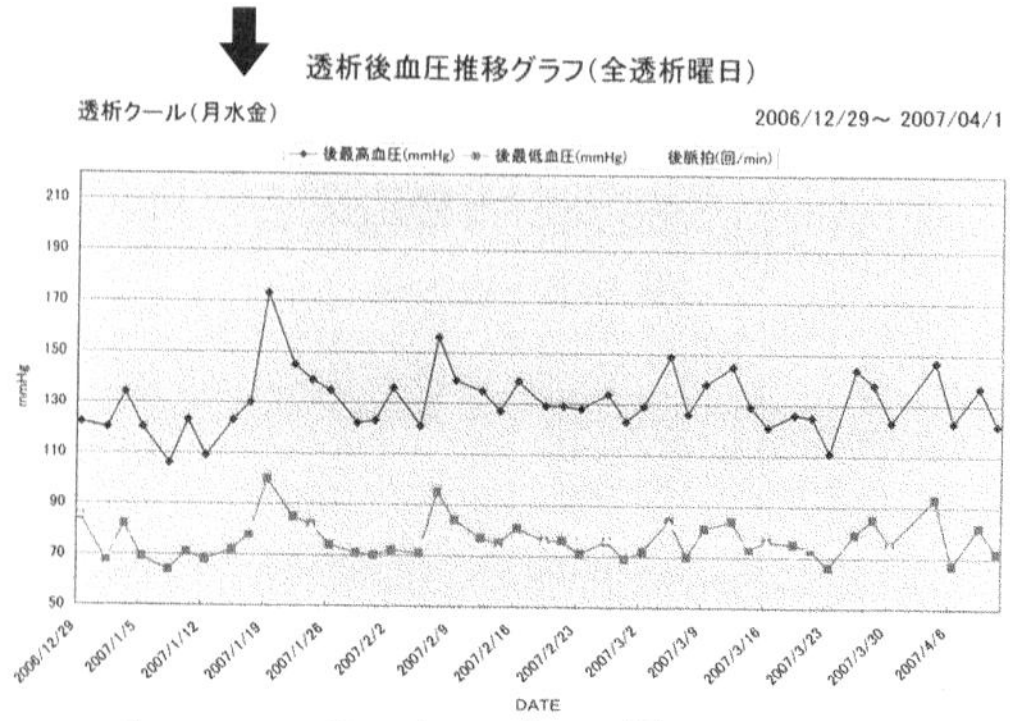

a．高血圧が下がった

この表は、現在68歳の男性の透析19年目の血圧の記録です。透析病院の看護師が透析後という一定の条件下で測った数値ですから、信頼できる数値です。内臓トレーニングを始める前の3ヶ月間の最高血圧の平均と、トレーニング実施後3ヶ月間の血圧の変化を示しています。

トレーニング実施前は、降圧剤を1日3種類服用しても、3ヶ月間の最高血圧の平均値は、155．1でした。それが、トレーニング実践後には、3ヶ月間の最高血圧が130．8と、24．5も低くなったのです。

その時から降圧剤は2種類減って、1種類となりました。

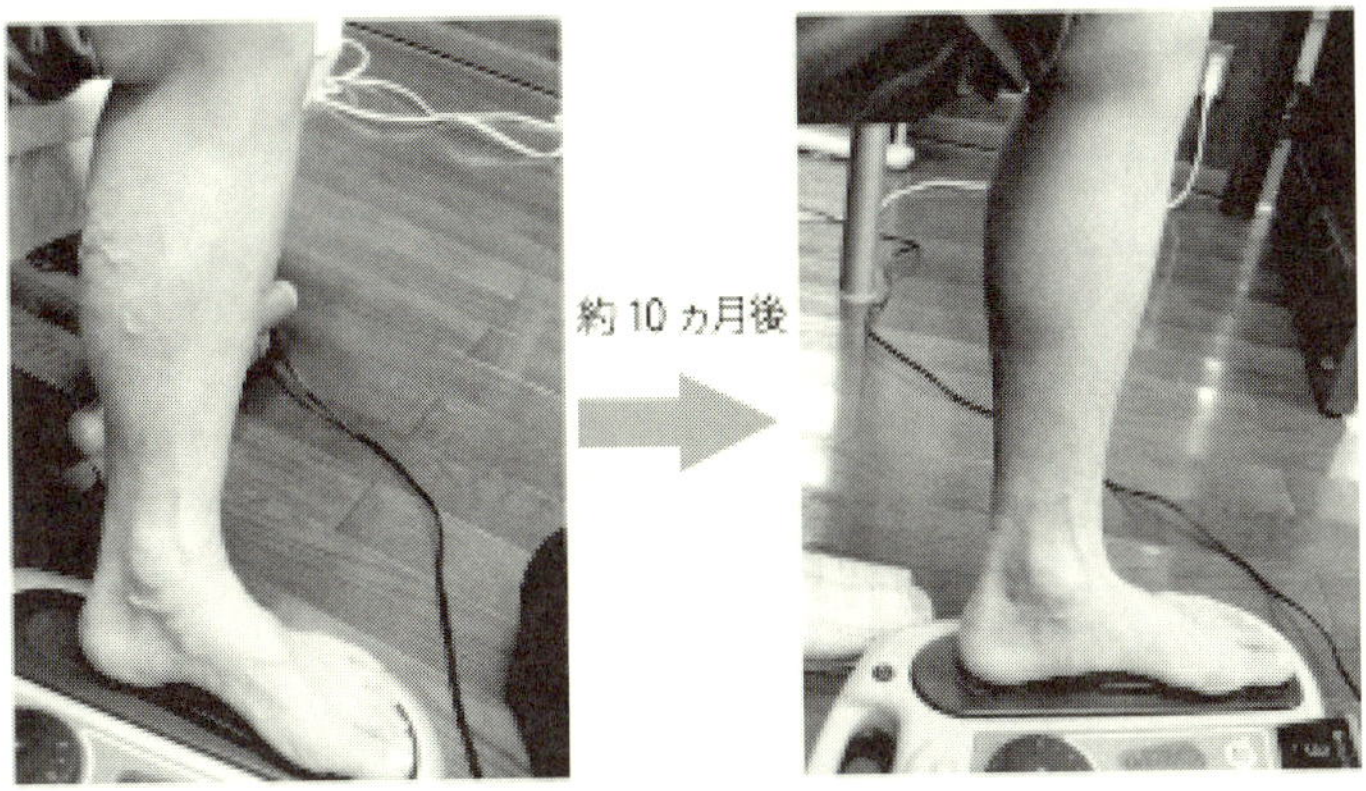

b. 静脈瘤

この写真は、高血圧の資料を提供してくれた男性の脚の写真です。トレーニングを始める前は、脚がむくみ静脈瘤が何本も走っていました。

トレーニングを実施して10ヶ月後、足も軽く、歩行速度も速くなっていることに気付き、ふくらはぎを見たところ静脈瘤がなくなっていました。これは10ヶ月後の写真ですが、実際には血圧が下がった3ヵ月後くらいに、改善していたそうです。

下肢静脈瘤の治療については、手術やレーザー治療が行われているようですが、写真のように内臓トレーニングで気付かないうちに、引き締まった健康的な足に戻した人もいました。

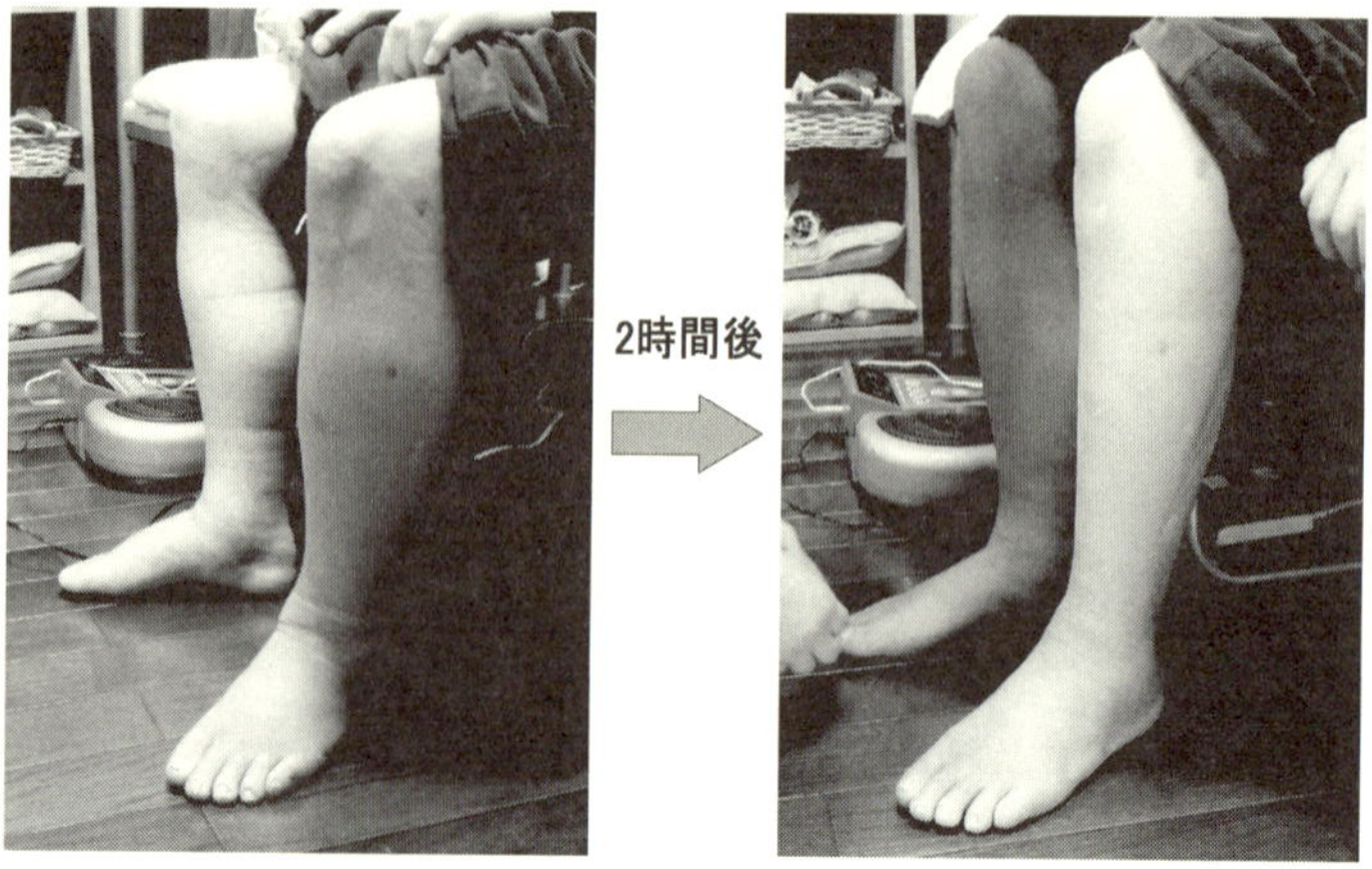

C. むくみ

上の左側の写真は、内臓トレーニング実施前の脚です。右側の写真はトレーニングを実施して2時間後の脚の様子です。

足のむくみは糖尿病性腎症はもちろん、立ち仕事をしたり運動不足の人に共通する症状です。むくみが無くなると、だるさが無くなり、疲れやすさが消え、足が軽くなります。

クレアチニンの数値が上昇している人でもよく眠れるようになった、むくみが取れた、便秘が治ったなどと、体調が良くなったという、うれしい変化の報告がたくさんあります。

【内臓トレーニング実践の治療実績】

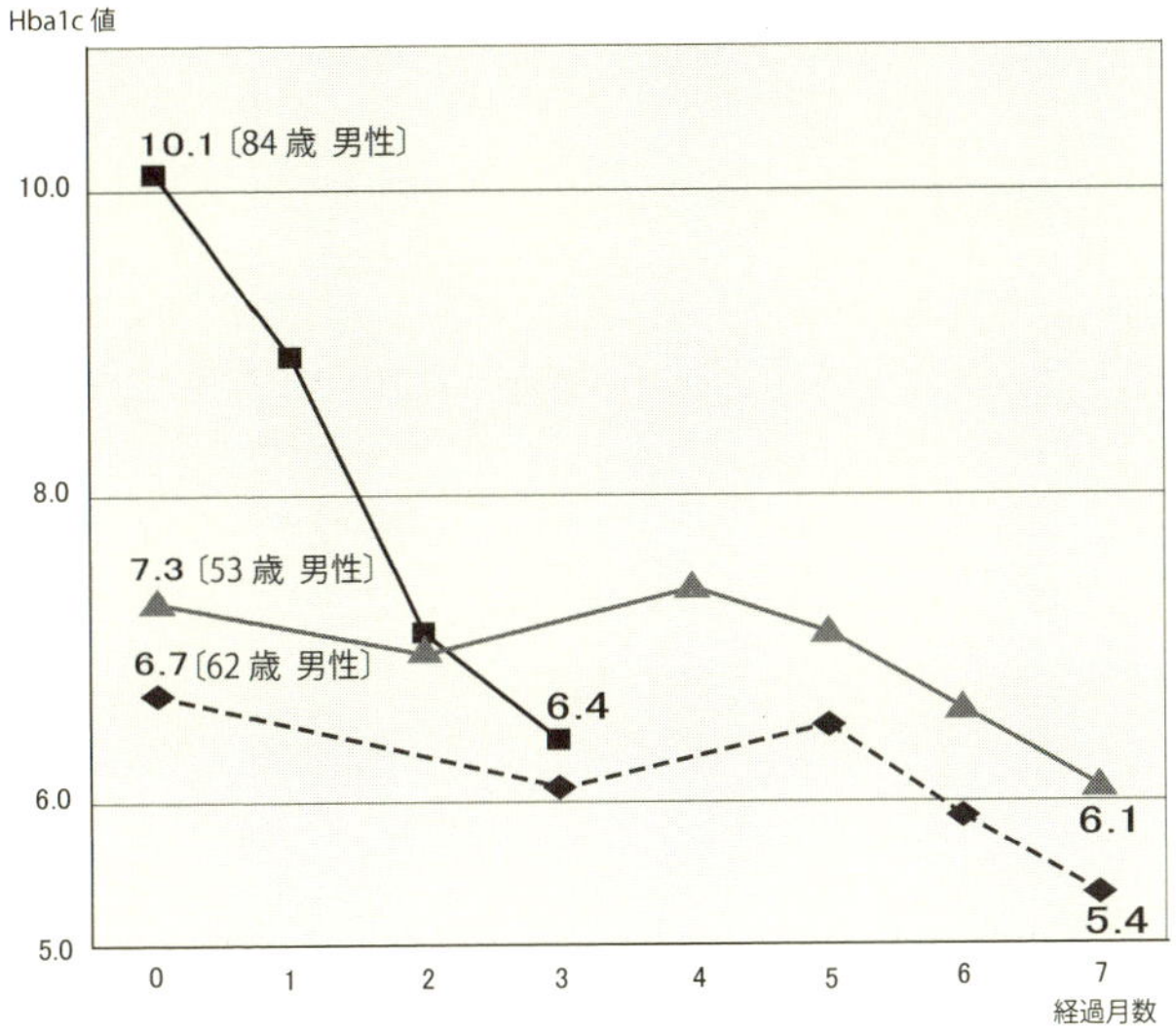

d. ヘモグロビンA1c

（ヘモグロビンA1cの数値はJDS値です）

糖尿病性腎症の治療の、第一目標は血糖値を下げることです。そのためには糖代謝を改善しヘモグロビンA1cを正常値に戻しながら、クレアチニンの管理をすることが大切です。

表中の実践者は、血糖値を下げる努力をしていましたが、下げられませんでした。それが、内臓トレーニングによってみごとに下げました。

特に、84歳の男性は1ヶ月目も2ヶ月目もヘモグロビンA1cが急激に下がっています。

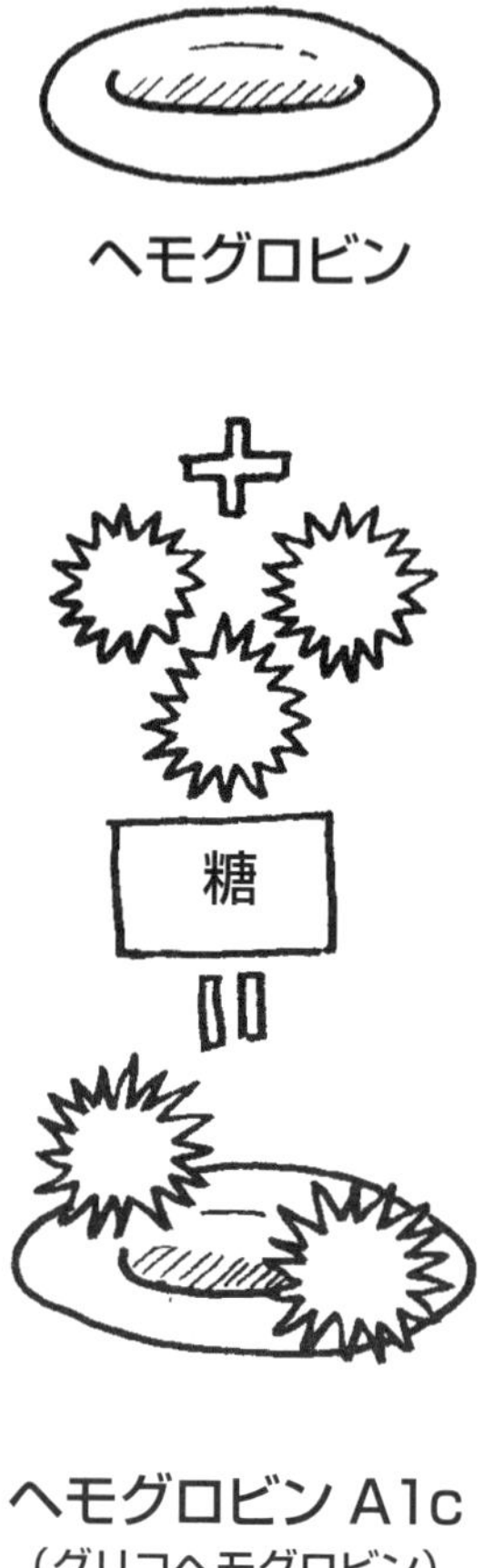

糖は一度ヘモグロビンと結合すると、通常ヘモグロビンの寿命が尽きるまで離れないとされています。ですから、ヘモグロビンA1cが下がるのは、ヘモグロビンの寿命が尽きる2ヶ月後からといわれています。

それが1ヶ月目から下がり始めるということは、内臓トレーニングにはヘモグロビンA1cの数値を下げる何らかの効果があるということでしょう。

糖尿病の人たちも、内臓トレーニングを実践したことで、ヘモグロビンA1cを下げています。

e. 透析の合併症を防ぐために

クリニックでは、透析前の人を透析にさせないことを目的に、内臓トレーニングの普及を図っています。しかし、少数ではありますが、透析に入っている人たちも合併症の改善のために、内臓トレーニングに取り組んでいます。

高血圧が改善した、むくみが取れた、足のむずがゆさが無くなった、便秘が解消した、よく眠れるようになって生活が楽になったなど、多くの報告が届いています。

なかには、クレアチニンの数値を改善させ、週3回の透析が週2回に減ったという人もいます。

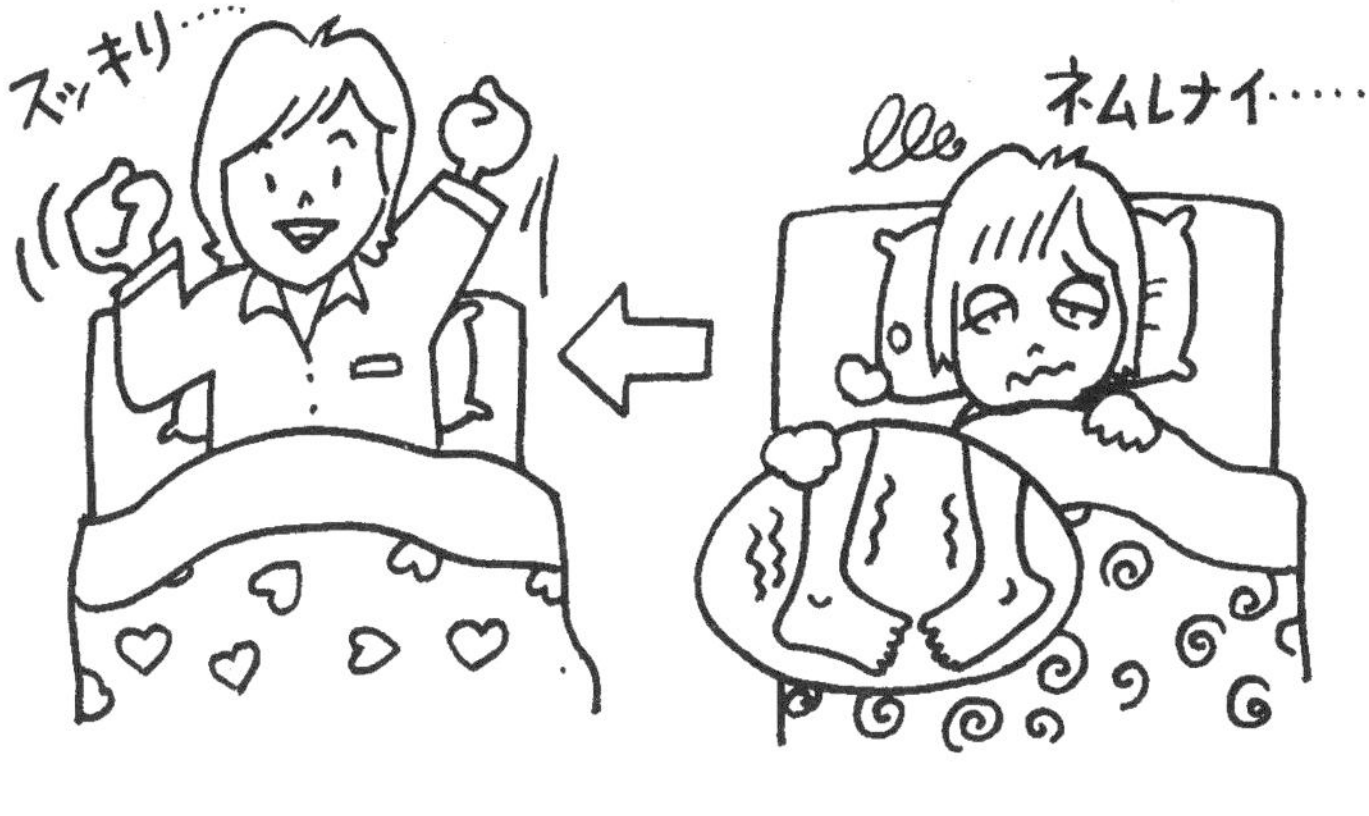

（7）内臓トレーニングによる治療を行って

①良くなっている人が多い理由

本書を書くにあたって、あらためて統計をよく見ることにより、クレアチニン値を下げたという割合が、非常に高いことが分かりました。しかし、この数値をそのまま鵜呑みにすることは出来ません。

なぜなら、クリニックに報告してくる人の心理を考えると、思うように数値が下がらない人よりも、「下がらないといわれていたけど、本当に下がった！」と喜びを伝えてくる人の方が、圧倒的に多いからです。クリニックからは何回かにわたって、定期的に、トレーニングに励んでいるか、身体の調子はどうかと様子を聞くようにしています。しかし、徐々に報告の数が減少していくのも事実です。

報告のない人達のことを常に念頭に置いて、治療を続けていきたいと思っています。

② 内臓トレーニングは、クレアチニン下げに、きわめて有効

内臓トレーニングとクレアチニンの数値変化との関係が分らないことや、均質性の乏しいサンプルから抽出した数値であることを考慮に入れても、多くの人がクレアチニンの数値を引き下げていることは確かです。特に実践してわずか3ヶ月間で、78.5%もの人が数値を下げていることは、注目されます。4.00以上の人でも、トレーニングによって数値を下げ、1年以上透析を免れていることから、内臓トレーニングがクレアチニンを下げる方法として有効であるといえるのではないでしょうか。

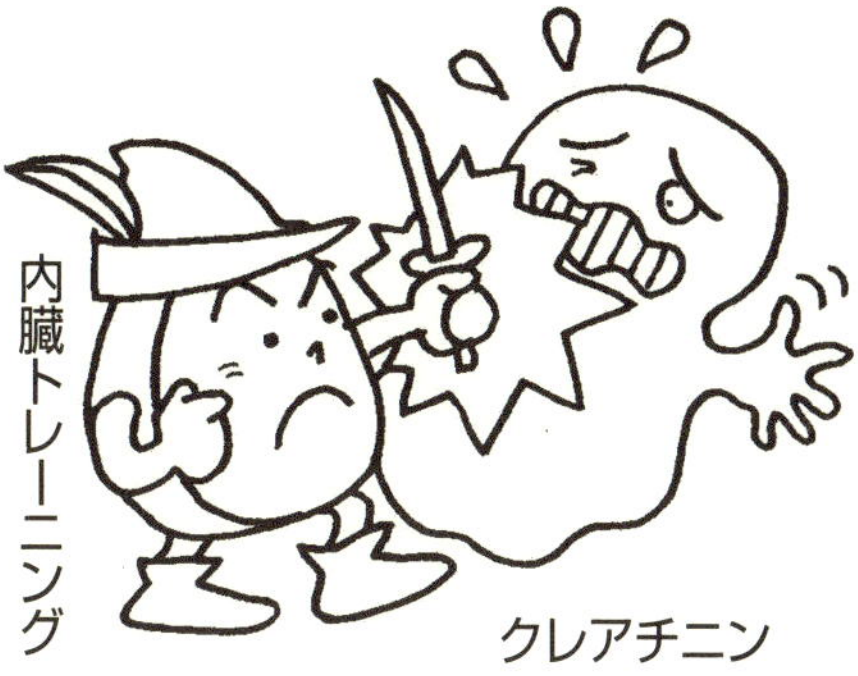

多くの腎臓病患者がクレアチニン値を下げ、透析の心配なく安心して闘病生活を続けられるよう、内臓トレーニングの普及を図っていきたいと思っています。

③内臓トレーニングの管理の難しさ

a，トレーニング効果を管理することの難しさ

内臓トレーニングは実践者が自宅で行うため、トレーニング効果の管理が難しくなっています。例えば、2人の実践者が毎日同じメニューのトレーニングを行ったとしても、性別や年齢、病気の進行程度などにより、トレーニング効果が出る人と出ない人がいます。また、実践者のほとんどが50歳以上の中高年層であるため、腎臓病の他に2つ3つの持病を抱えていて、それらが腎臓に負担をかけている場合もあります。このため、効果の出方は千差万別です。

ある人からは、「腎機能の改善のためにトレーニングを始めましたが、副産物として大変体調が良くなってきました」という報告がきます。そのほか、「まだ、クレアチニンは下がらないけれど、熟睡できるようになりました」「夜トイレに行かなくなりました」「便秘が治った」「腰痛が解消した」など、様々な良い報告が、か

なり頻繁に届きます。

血流が改善することにより、全身に良い影響が出ていることは分るのですが、Aというトレーニングを行えば必ずBの効果が出るという規則性がありません。したがって、何ヶ月実践すればクレアチニンの数値がいくつ下がる、と言えないのが、私どもの悩みです。

内臓トレーニングが定量的な規則性がないため、一人一人の病状に合わせて管理していくしかありません。治療は、患者さんの体調や性格、生活習慣や家族の支えなどを多面的に観察し、患者さんに寄り添っていくことが第一と思っています。

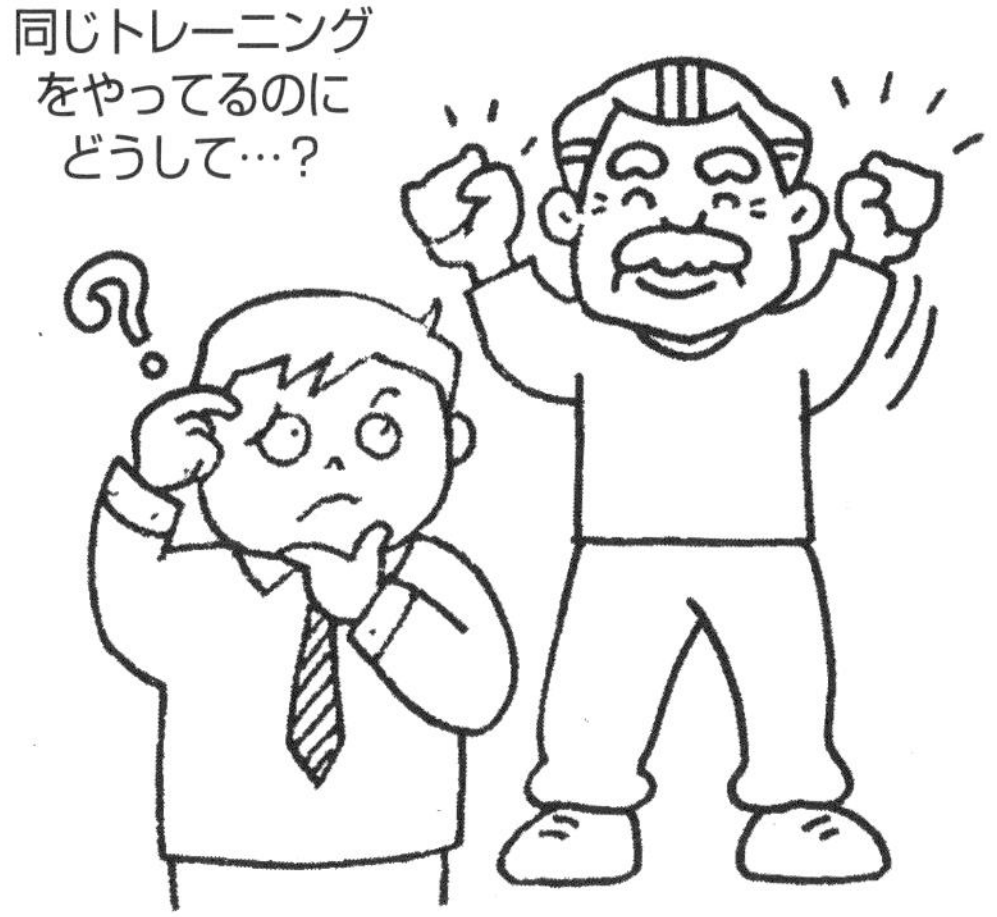

b，もう一つは、意識の管理の難しさ

実践者からの報告を読むと、トレーニングを始めて3ヶ月間は、誰もがよい結果を出しています。しかし、一旦、自分の力でクレアチニンを下げることができると、「上がったら下げればいい」という安心感が出てくるようです。

ほとんどの人が、4、5ヶ月目になるとクレアチニンの数値が上がってしまいます。いわゆる中だるみです。この中だるみが分岐点で、続けて頑張る人はそれなりの結果を出しますが、中には「やはりクレアチニンは下がらない」と、自ら結論を出してトレーニングを中断する人もいます。

このように、医学的にも意識面においてもクリニックからの管理は難しく、効果が出るかでないかは、結局のところ実践者に任されてしまった形になっています。

内臓トレーニングの考え方を信じて「自分の身体は自分で治す」という覚悟で粘り強く実践した人だけが、内臓トレーニングの効果を享受することになります。

④医師に頼り切りの患者から「自分の病気は自分で治す」自立した患者へ

クリニックを受診される人は、腎臓病が長期にわたること、透析に至るまでの病気の進行の様子が分らないこと、自覚症状が出にくく、出ても透析間近まで日常生活に支障がないことなどから、透析に対する漠然とした不安はあっても腎臓病についての知識が薄く、どこか他人任せの印象を受けます。

そこで実践者には、「腎臓病は生活習慣病なので、自分の生活習慣を自分で管理しましょう」「人を頼らないで、自分の身体は自分で治す気構えを持ちましょう」と、呼びかけています。しかし、患者の医師と薬に依存する姿勢は根強く、「病気は自分で管理し、自ら闘う」という意識がなかなか育ちません。

当クリニックでは、検査数値や実践内容の報告は、実践者の自主性に任せていますが、闘病の心が持続しなくなった時、自己管理に行き詰った時に、患者さんをサポートする窓口を設けています。管理するのではなく見守っていくことで、実践者の自立を促し、病気の改善につなげていこうとしています。

(8) 透析にさせないための教育を徹底したい

内臓トレーニングを通して多くの腎臓病患者さんに関わり、腎臓病患者のおかれた実態や患者さんの意識、病気治療の在り方など様々なものが見えてきました。それらを踏まえて予防医学の観点から、次のような提案をしてみたいと思います。

一般的に、クレアチニンの数値が1．00以下の人たちの多くは、腎臓病患者としての自覚がほとんどありません。中には月に2回フルマラソンを走ったなど、元気なことを自慢する患者さんを見かけます。自覚症状がないこと、数値の上昇が緩やかなこと、日常生活に支障がないことなどが、その原因だと思われます。

尼崎市の実践のように、病気を意識しただけで透析患者数を減らせるのですから、透析前の腎臓病患者に具体的な予防策を伝えたら、より大きな効果が期待できるのではないでしょうか。その一環として、私どもは腎臓病であるか否かを問わず、クレアチニン値が1．00までの人を対象にした、次のような内容の「透析に入らないための腎臓病教室」の開催を提案したいのです。

・クレアチニンの数値が1．00を
超えてからの腎臓病の進行の様子
・血液検査表の見方
・食事の摂り方
・透析の実態

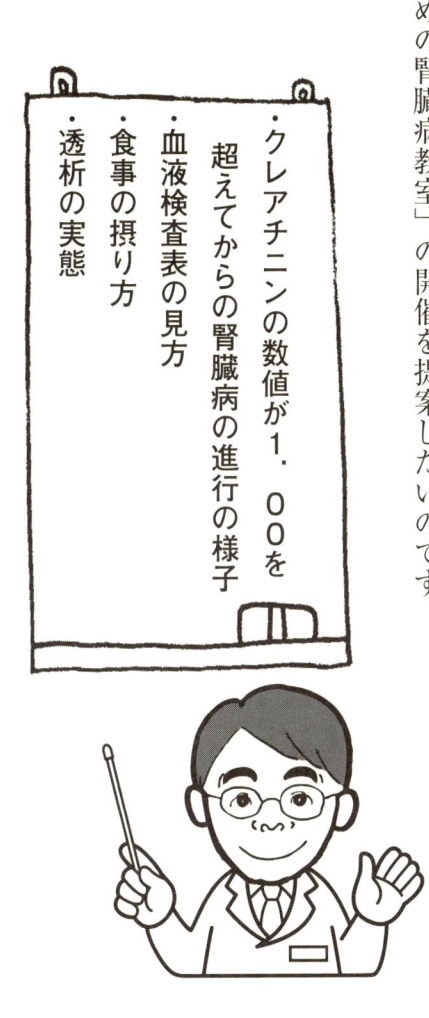

患者でありながら、腎臓病についての知識が少ない人が多いので、どんな内容のセミナーでも大きな効果をあげると思います。腎臓病の怖さを一番よく知っているのは透析患者ではないでしょうか。当クリニックも労を惜しまず協力いたします。

ただ、プライバシーの問題や、だれが主催者となるか、それに費用の問題など、様々な課題が横たわっていることは確かです。

(1) 内臓トレーニングと腎臓病との出会い

4ヶ月前から腰痛の治療のために、内臓トレーニングを実践していた72歳の患者さんがいました。ある日、「今日、○○先生に、すごくほめられたんです！」と、満面の笑みを浮かべて話してくれました。前日に腎臓病の血液検査があって、クレアチニンの数値が大幅に下がったことを、腎臓内科の医師に大変ほめられたそうです。

長年患っていた腰痛も改善し、脚のむくみも取れて体調が良くなったことを喜んでいたのですが、更にクレアチニン値が下がったという朗報です。ありがたいことです。その喜びを分かち合うために、私に話してくれたのです。

この事例から、透析を避けたいという患者さんたちの喜ぶ顔を見たいことと、年々増大する国の透析費用を削減したくて、透析前の患者さんに内臓トレーニングを勧めるようになり、現在に至ってます。

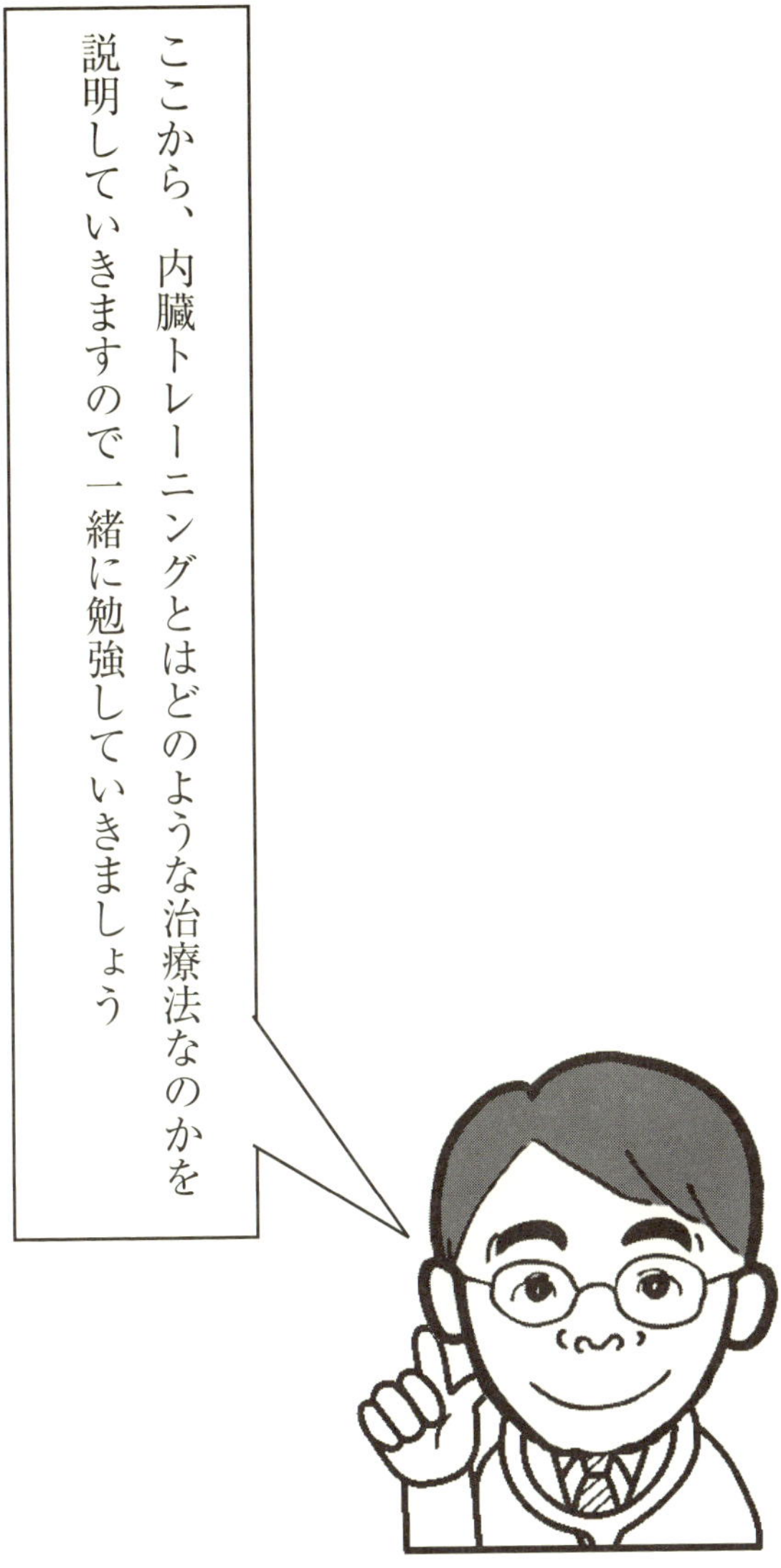
ここから、内臓トレーニングとはどのような治療法なのかを説明していきますので一緒に勉強していきましょう

(2) 内臓トレーニングでは、血流の活性化が大切と考えています

人は、だれもがウィルスなど有害な物質を体外に排除する「免疫力」と、傷などを治そうとする「再生力」を持っています。この二つの力を総称して「自然治癒力」と呼びます。内臓トレーニングは、自然治癒力を高めるための治療法です。

老化や病気で身体が弱っていると自然治癒力は衰え、風邪をひきやすくなったり、傷の治りが悪くなります。腎臓も長い間使っていれば劣化し様々な障害が出てきます。自然治癒力をつけて、いつまでも病気や怪我に負けない健康な身体を維持したいものです。

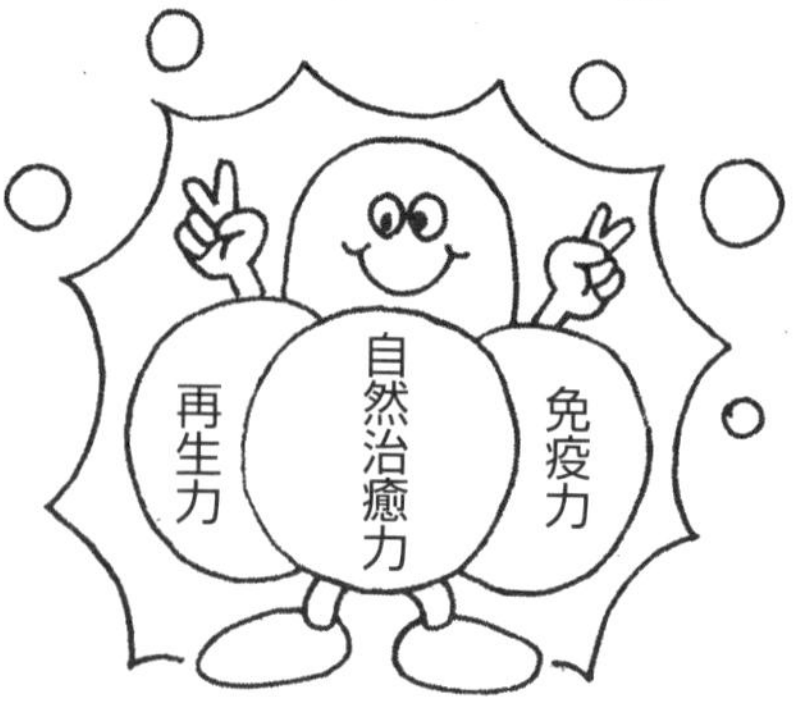

自然治癒力を高めるためには、内臓トレーニングでの全身の血流の活性化が効果的だと考えています。

① 血液が細胞を養っている

明治時代に、現在でいうサプリメントが開発されました。その最初の商品は、血流促進を目的にしたものだったそうです。江戸時代の昔から、東洋医学では血液の流れのことを「血行」と呼び、血行の悪い人は病気になりやすいといって様々な漢方薬を開発してきました。

若い女性はスタイルを気にして一生懸命ダイエットに励んでいます。このため、36度以下のいわゆる低体温の女性が増えています。低体温になると、風邪を引きやすくなったり、肩こりや腰痛、偏頭痛や腹痛、生理痛、不眠など、様々な不快な症状が出てしまいます。身体の中に常に不快な部分があると心にも影響してきます。

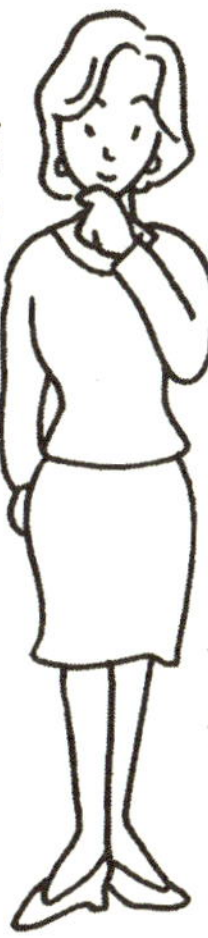

これは、血流が滞ることにより免疫力を落としてしまっているからです。血流が悪いから肩こりや腰痛などになり、腰痛や肩こりが血流を悪くするという悪循環が生まれてしまいます。血液が滞るとそこに病気が発症してしまいます。

なんとしてでも、全身の血液が円滑に流れるようにしたいものです。

人体には約60兆個の細胞があるといわれています。この細胞に、血液が酸素と栄養を送り、二酸化炭素と老廃物を回収しています。私たちが毎日呼吸をして、ごはんを食べ、トイレに行くのと同じことが、細胞の世界でも行われているのです。

心臓や腎臓などの臓器も神経も、人体の全てのものは細胞から構成されています。そのため、細胞が元気でなければ、私たちの健康は維持できません。

血液の量は、身体の大きさにより4ℓから5ℓ近くもあります。この血液が地球2周半といわれる血管の中を巡っているのです。

この血液が全身を巡っていれば、細胞が元気になって、臓器や神経が元気になり、さらに血液の循環が良くなります。

細胞は血液によって養われているのです。

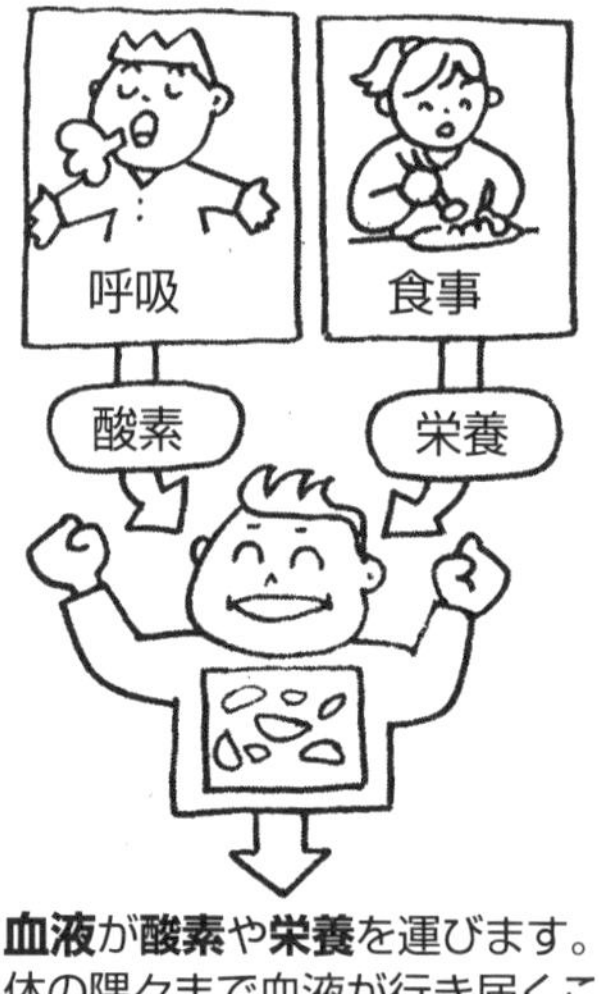

血液が**酸素**や**栄養**を運びます。体の隅々まで血液が行き届くことで細胞は元気に生きることができます。

②血液をスムーズに流すことの難しさ

地球上には様々な種類の動物が住んでいますが、人間ほど血液を全身にスムーズに流すことの難しい動物はいません。それは2足歩行のためです。心臓が身体の中心にあるため、頭には重力に逆らって血液をポンプアップしなければならないし、下半身に下がった血液も、重力に逆らって心臓に戻さなければなりません。

幸いにして、動脈血を流すためには心臓がポンプの役割を果たしますが、下半身に下りた血液を、心臓に戻すためのポンプがありません。戻すには、下半身の、特にふくらはぎ周辺の筋肉を動かす以外に、方法はないのです。したがって、人間は血流を良くするために、運動をすることを運命づけられているのです。

ところが、交通機関の発達により歩かなくなったり、重労働は機械に任せるようになったりし

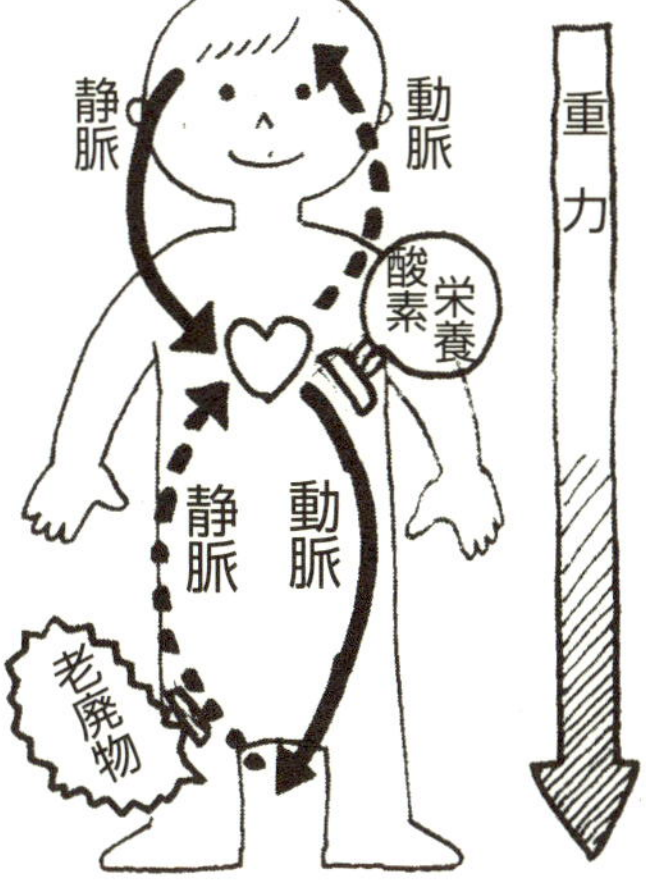

て、運動することが極端に少なくなってしまいました。更に、日々のストレスを溜める生活が血管を収縮させたり、栄養たっぷりの豊かな食生活が血管を詰まらせたりして、益々血流を滞りやすくしています。

毎日、体を動かし続けた明治の人たちでさえ、肩こりや腰痛に悩んでいたのですから、現代人が円滑な血流を維持できないのも無理はありません。

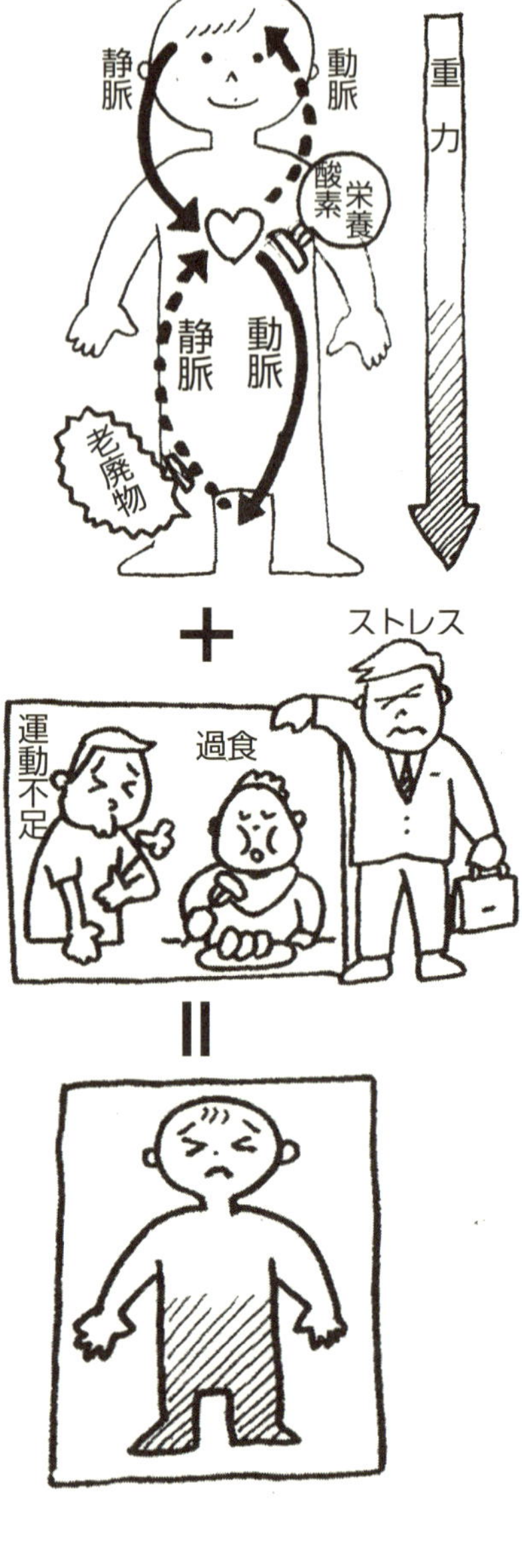

⑶内臓トレーニングでは、3つの刺激により血流を活性化させます

◆ふくらはぎを刺激して全身の血流をよくする

◆足の裏を刺激して身体の一番弱っているところを元気にする

◆自律神経のバランスをとって体内環境を整える

①ふくらはぎを刺激して、血液とリンパ液を流します

ふくらはぎは「第二の心臓」と言われています。体には心臓以外にも、血液を循環させるシステムがあり、それがふくらはぎです。

ふくらはぎの筋肉は、下半身の血液（静脈血）を心臓に戻すためのポンプ運動を担っています。しかし、近年、私たちは、昔の人に比べ極端に歩かなくなってしまいました。そのため、ふくらはぎを使うことが少なくなり下半身の血液を上半身に送り返すことができにくくなってきています。

内臓トレーニングでは、ふくらはぎの筋肉運動を効率よく行うために、低周波を使います。

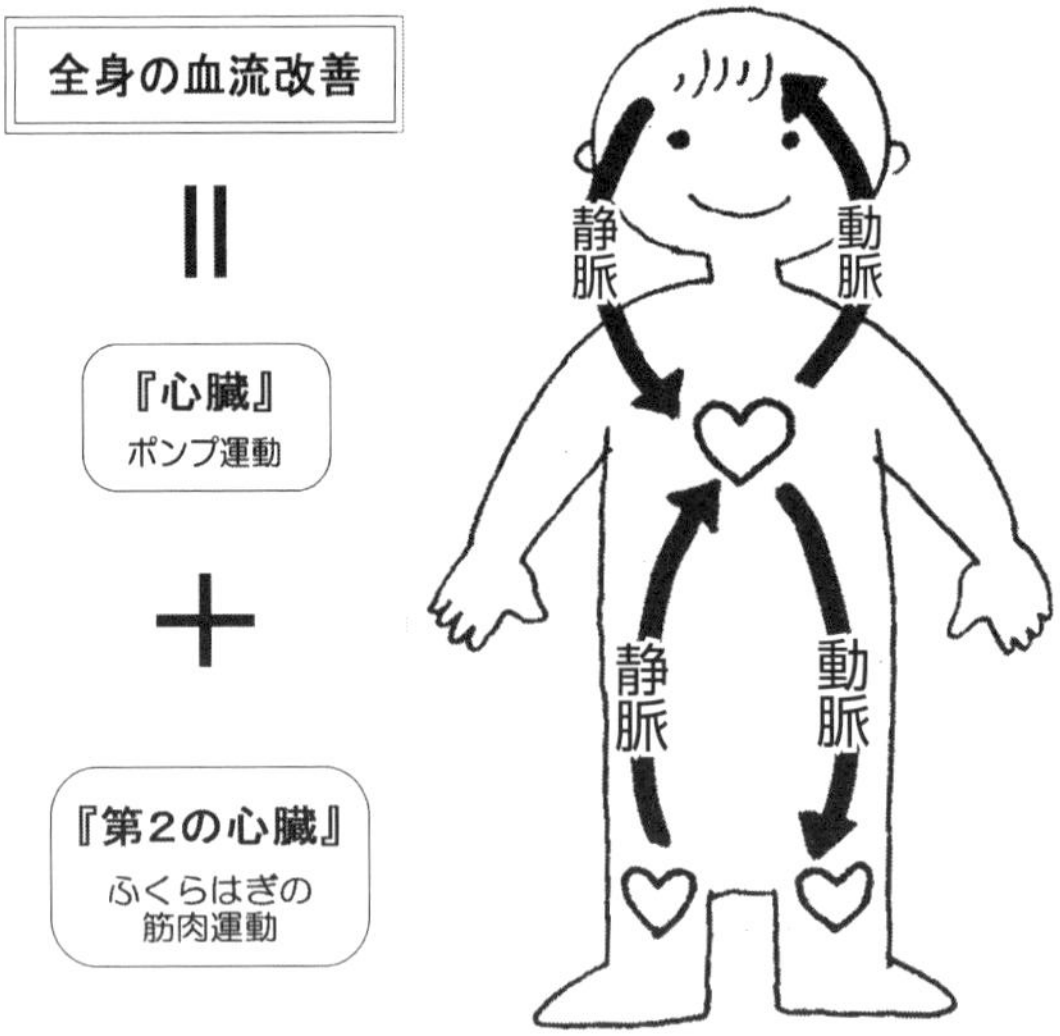

ふくらはぎへの刺激は寝て行います。寝ることによって、頭と心臓と足の位置が水平になり、重力の抵抗がなくなり、下半身から心臓へ、心臓から脳へと、血液がスムーズに流れるようになります。これによって下半身のむくみや冷え、静脈瘤などが解消されます。

この刺激によって、静脈に絡みつくように寄り添っているリンパも動きだし、リンパ管内の老廃物も取り除くことができます。内臓トレーニングでは、寝てふくらはぎを刺激するだけで、全身の血液とリンパ液の流れを効率よくし、細胞を元気にして自然治癒力を高めるのです。

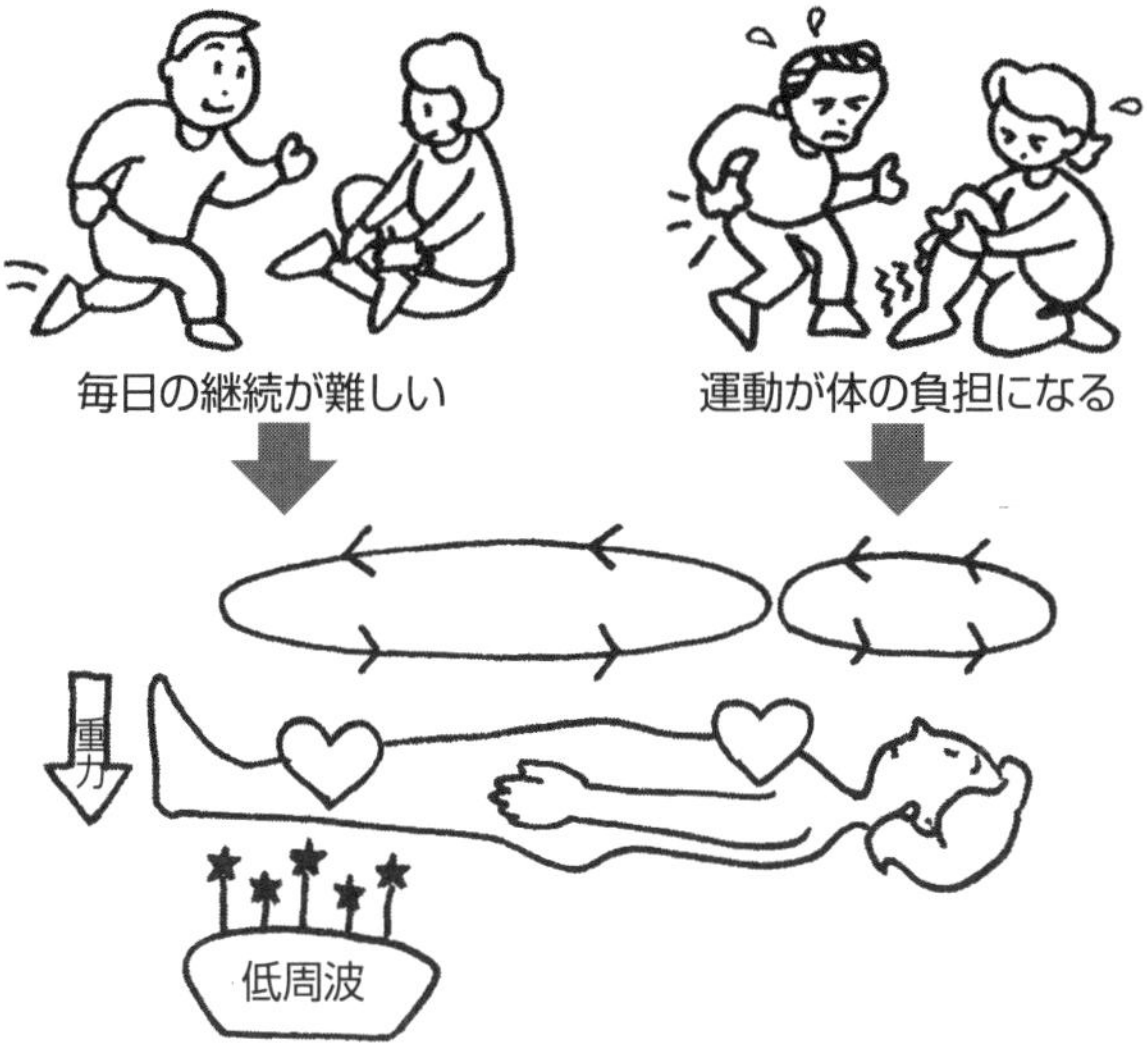

②足の裏を刺激して、身体の一番弱っているところを元気にする

一病息災といいますが、残念ながら腎臓を患っている多くの人は、2つ3つの病気を抱えています。人間の身体はすべて繋がっており、脳の病から手足に病気が出ることもあります。患部だけをみずに、「身体全体をみて患部をみる」発想も大切です。

東洋医学は足の裏のことを「内臓の鏡」と言い、足の裏には全身の器官（臓器とも呼ぶ）のツボが60個ほどもあると言います。

アメリカでは東洋医学の科学的な研究が盛んに行われており、目のツボを刺激すると、目を閉じていても目を開いた状態と同じ量の血液が流れ込むことが、解明されています。逆に、目のツボを刺激しても血液が流れ込まなければ、目が弱っていることに

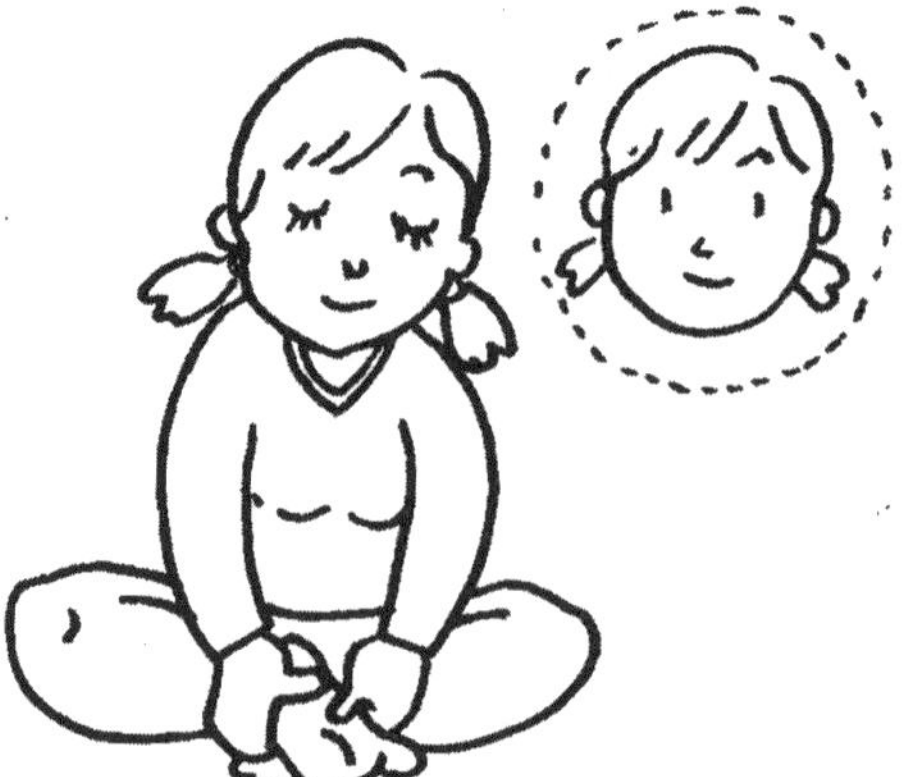

なります。

内臓トレーニングでは、足裏のツボを器官ごとに刺激して、体中で最も弱っている器官を探し出します。この結果、腎臓病患者の80％は、心臓や血液などの循環器系が弱いことが分りました。腎臓病になったのは、心臓や血液など循環器系の器官が弱っていたからとも言えます。

内臓トレーニングでは、循環器系のツボを刺激して循環器系を活性化します。これは腎臓病治療の第1歩と言えるでしょう。最も弱った器官が元気になれば、次に弱っている器官を元気にしていきます。

実践者の中には、泌尿器系のツボを優先して刺激することを好む人もいます。このような場合、トレーニングの基本的な手順を守るのであれば、実践者が自分の好みの部位を刺激することは自由にしています。

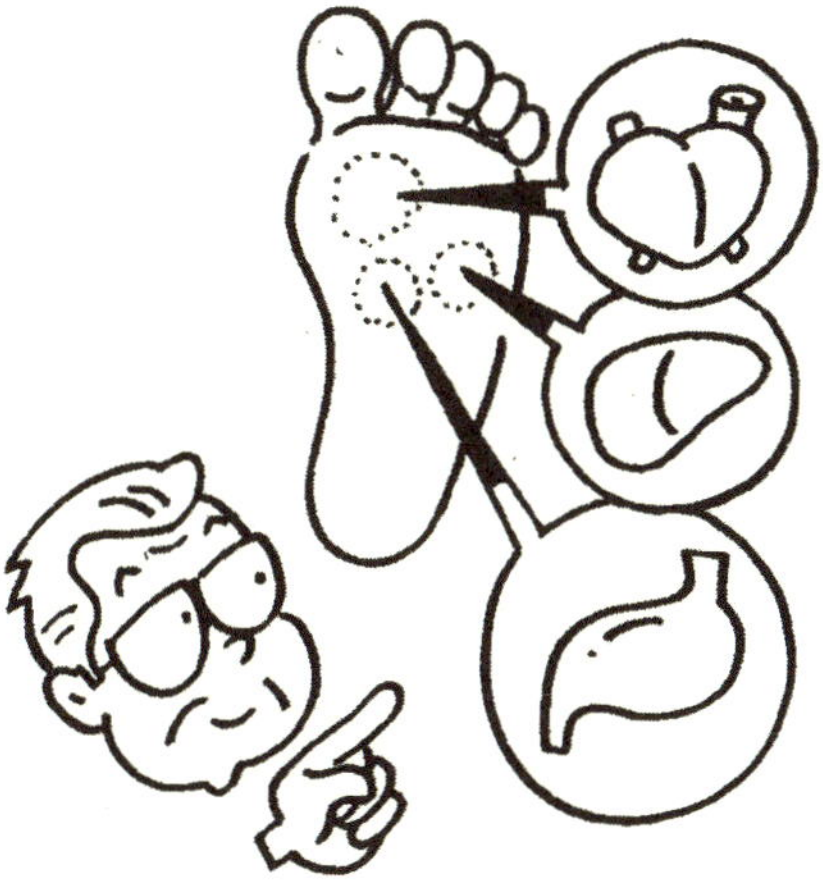

③ 自律神経を刺激して、腎臓の機能と血液の流れを調整する

a. 自律神経の働き

自律神経に関する説明は他書に譲って、ここでは内臓トレーニングと関係することに限って述べます。

自律神経は、私たちの意志とは関係なく、血液の循環や内臓の調整、呼吸や体温の調節などを行っています。ですから、自律神経が健康ならば、血液の循環が円滑になりますし、腎臓の機能も調整され、低体温症も防ぐことができます。自律神経の健康を保つことは、内臓トレーニングにとって大変重要な仕事です。

b. 交感神経が強くても、副交感神経が強すぎてもいけない

自律神経は、交感神経と副交感神経の2つから成り立っています。この2つの神

経はプラスとマイナスの関係にあり、交感神経は、興奮したり緊張させる役目を持っており、副交感神経は、筋肉の緊張をほぐし、身体をリラックスさせる役目を持っています。

交感神経は運動時に強く働いて、血液を筋肉に送り込むよう指示を出します。このため、内臓にあった血液が筋肉に回ってしまい、腎臓に血液が回らなくなって、結果として腎臓に負担が掛かります。

腎臓病患者は、激しい運動をして腎臓に負担を掛けないようにすることが大切です。そのほか、交感神経が優位な状態が長く続くと、血管を収縮させて血液の流れを妨げ、細胞に酸素と栄養が届きにくくなります。この結果、低体温症や栄養失調に陥ってしまいます。

自律神経のバランスは
自分自身でコントロール
できません。

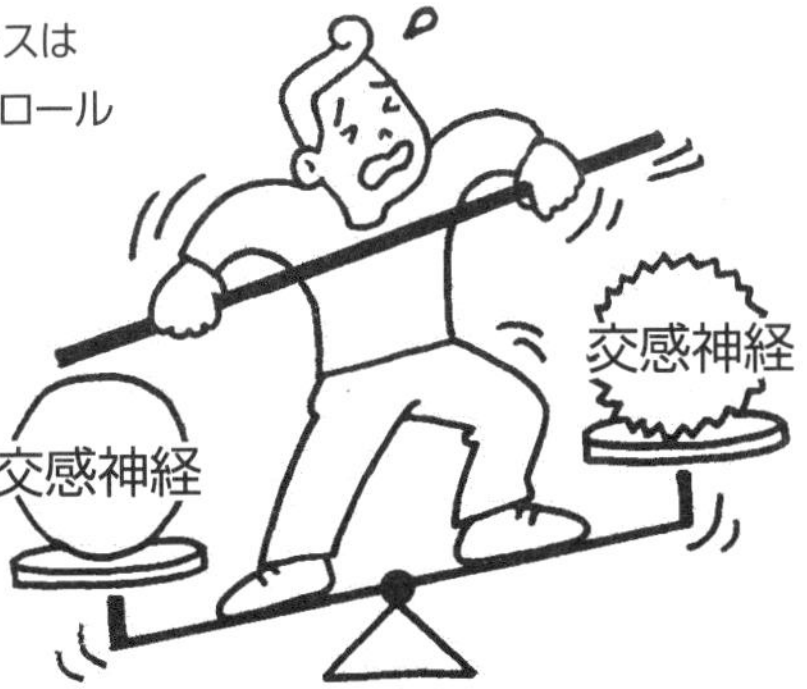

一方、副交感神経が働くと、運動で筋肉に回された血液は腎臓に戻ってきますし、排尿も促進されます。また、副交感神経が優位な状態が長く続くと、白血球の中にある顆粒球が活性酸素を大量に排出し、免疫機能を狂わせアレルギーやガンを発症する原因となります。

このように、2つの神経のうちの一方の神経だけが強く働くことは、身体にとって悪い影響が出るので、両神経のバランスを保つことが大切です。

c．内臓トレーニングでは脊髄を刺激して自律神経のバランスを取っています

交感神経が強すぎても、副交感神経が働きすぎても、人間は体も心も調子を崩して、様々な病気を発症してしまいます。それだけに、交感神経と副交感神経の働きのバランスをとることが、大切となります。

バランスが取れると細胞が元気になり、内臓や神経の細胞が元気になります。細胞が元気になれば、内臓や神経の機能が活発になり更にバランスが取れ、良い循環

が生れます。しかし、2つの神経は自分の意志でコントロールすることはできません。

自律神経のバランスが崩れることによって発症する自律神経失調症には、治療の切り札がありません。自律神経をコントロールしているのは、間脳に位置する視床下部というところです。また、自律神経は、背骨の中にある脊髄神経とつながっています。

そこで、内臓トレーニングでは、低周波で脊髄の中にある自律神経を刺激して、交感神経と副交感神経のバランスをとって体内環境を整えます。

④自律神経への刺激は、田坂教授の治療法を参考にしています

内臓トレーニングでは、大きな治療効果が出たにもかかわらず、治療法として普及することができなかった「低周波脊髄・頭部通電療法」を取り入れています。これは昭和32年に、東京大学医学部の田坂定高教授の開発した治療方法で、低周波を使って脳や脊髄を刺激し、自律神経のバランスを回復する治療法です。

脳や神経の治療は当時としては画期的なことで、日本中の大学病院に普及しました。しかし、様々な事情から昭和45年には医療現場から消滅してしまいました。

その後、低周波による治療法はあまり評価されなくなりました。それが近年になって、東洋医学を科学的に研究する医師たちにより、複数の大学病院で治療が再開されるようになりました。

田坂先生の研究論文は、すでに絶版となっており、全国に5冊しか存在しません。内臓トレーニングに取り入れるに当たって、国立国会図書館の一冊をお借りし、コピーさせてもらい、熟読の上参考にさせてもらいました。

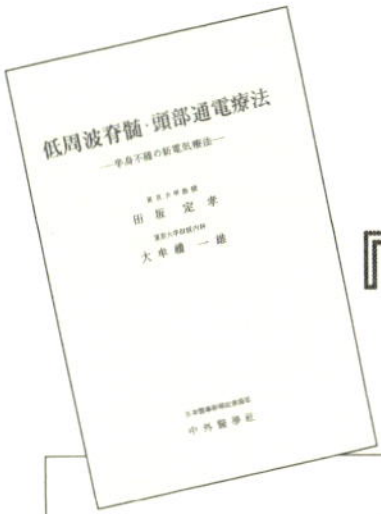

『低周波脊髄通電法』

低脊通電により糸球体濾過値および腎血漿流量は通電直後軽度に低下し，爾後しだいに上昇する．腎の血行力学的変化としては発熱物質投与による発熱とほゞ同型であるが，その程度は発熱物質の注射に比し軽度であり，また持続時間も短い．なお低脊通電は電解質代謝にほとんど影響を与えないものと考える．

この実験成績より低脊通電の開始にさいし，通流量を徐徐に増加して通電直後の糸球体濾過値および腎血漿流量の低下を最少限に止め，同様通電終了時にも通電量を徐々に減少せしめることが要請される．通電開始直後を除けば低脊通電は中枢性神経系にたいする好影響とともに腎血行にたいする好結果を招来すると考えられる（高橋）．

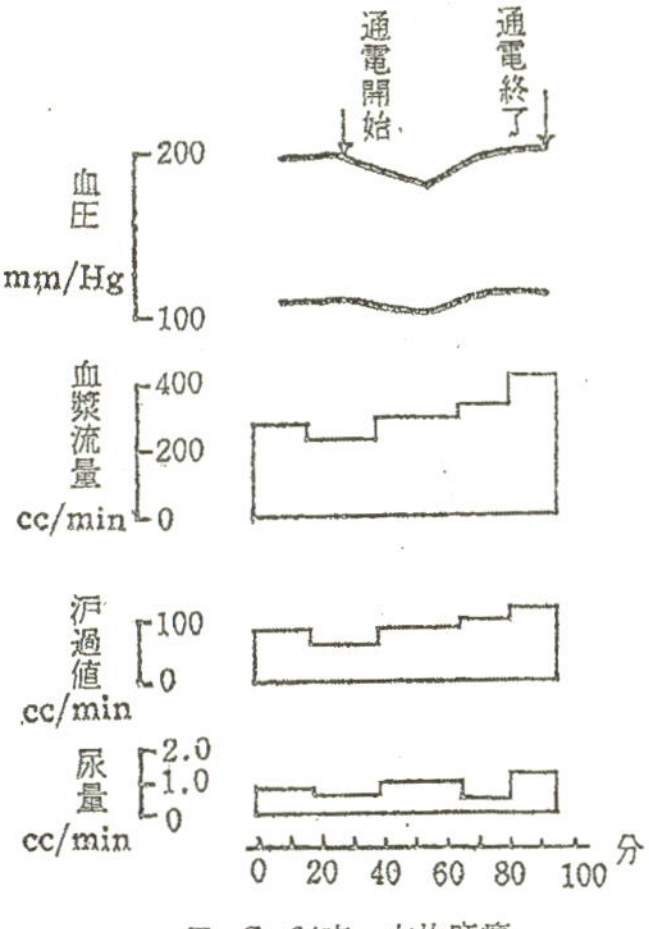

T. C. 64才　右片麻痺
第 95 図　低周波脊髄通電時の腎機能

195

（※田坂定孝教授他著「低周波脊髄・頭部通電療法」中外醫學社刊　一部抜粋）

しかし、当時としては**治療器具が非常に高価であった**こと、**希望する患者が多く需要に器具の数が間に合わなかった**こと、**診療報酬があまりにも安かった**ことなどの理由から、この療法は次第に行われなくなり、正しい使い方も、その効果も忘れられてしまったのです

⑷内臓トレーニングでクレアチニンの数値が下がるその理由を推測する

長年、透析をしている人の腎臓は、使命を終えて梅干のように小さくなってしまいます。現代の医学では、腎臓病には最後の手段として透析や腎臓移植があるせいか、腎臓の壊れる原因も、治療方法もあまり研究が進んでいません。しかし、第二章に述べてきたように、内臓トレーニングでクレアチニンの数値を下げた人がたくさんいます。

内臓トレーニングで血流を良くし、自律神経のバランスを整えるとなぜクレアチニンが下がるのでしょうか。推測してみました。

腎臓は多くの細胞から出来ています。その細胞が壊れることによって腎臓病が発症します。20種類の腎臓病があるといいますが、どの病気も腎臓を形づくっている細胞が壊れることにより病気が発症しているのです。

細胞に注目しましょう。例えば、ｅＧＦＲが50％だと、本当に50％の細胞が全部壊れているのでしょうか。

細胞ばかりでなく、世の中のすべての生物は、元気なもの、少し弱っているもの、瀕死の状態のもの、完全に死んでしまったものと、段階を追って死に至ります。事故でもない限り、いきなり死んでしまうことはありません。腎臓が壊れていく過程で、腎臓の細胞も同じ状態にあるのではないでしょうか。

ちょっと弱った細胞から、息絶え絶えの細胞に、血液で酸素と栄養をたっぷり与えれば、弱った細胞も復活し、機能してくれるはずです。それにより、クレアチニンの数値が下るのではないでしょうか。

99ページのOさんは、クレアチニン値が6．38から、約2ヶ月後に5．50まで下がりました。以後、2年以上も5．50前後の数値を維持されています。

この数値ですと一般的には、腎臓の残存機能は10％を切り、残された細胞はオーバーワークとなって、次々と死滅していくはずです。それにもかかわらず、その数値を維持し続けることができているのは、残された細胞を、元気づける環境ができているからではないでしょうか。

これは推測であり、決して下がらないといわれるクレアチニンの数値が下がる仕組みについては、現在、本当のところは分かりません。

第四章

腎臓病との付き合い方

(1) 腎臓病とどう付き合うかは人生です

腎臓病になってしまったのは運命です。

でも、なってしまった腎臓病と、どう付き合うかは人生です。

腎臓病の場合、「自分の病気は自分で治す」しかありません。

腎臓病と真剣に向き合いましょう。

腎臓病は、発症すると20年、30年と、長い年月付き合わなければなりません。そのため、患者さんにとっては、医学的な証明よりも、病気が治ることの方が大切になります。

日々の生活の中で、腎臓とどう付き合うか、そのコツについてお話しましょう。

①自覚症状が無くても腎臓病は確実に進行していることを意識しましょう

内臓トレーニング実践者の例です。

高血圧の治療のため、20年間近所の循環器内科に通院していました。その間に、高血圧だけでなく、腎臓の機能が落ちていることも指摘されました。しかし、自覚症状がないため、何となく過ごしていたところ、クレアチニンの数値が5．00を超えていることが分りました。

そこで県庁所在地にある大学病院の腎臓内科に行ったところ、すぐに透析の準備をするように指示をされたそうです。

自覚症状が無くても病気は確実に進行しており、身体が極限まで絶えて、絶えきれなくなったときに一気に症状が出てきます。腎臓病と診断されたら、その日から自分の病気について勉強し、対策を立てていきましょう。

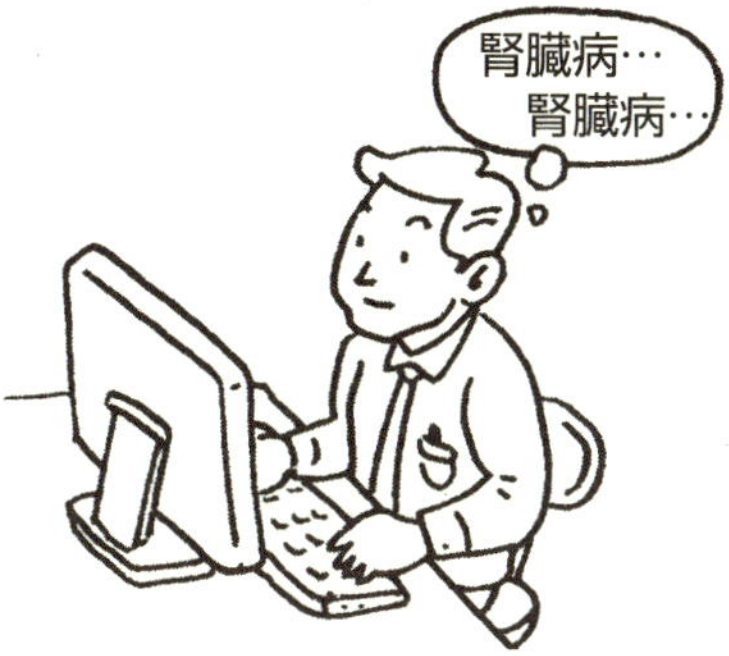

②腎臓病の管理のために、腎臓内科にかかりましょう

腎臓病は治らないとはいいますが、病気の研究が進み、症状への対症療法も進んでいます。腎臓病の専門病院にかかりましょう。

内臓トレーニングの実践者の中には、自分の住んでいる周辺には、腎臓の専門病院がないため、近くの病院に通わざるを得なかった人もいます。

クリニックの血液検査には、クレアチニンの項目がない場合があります。腎臓病は自覚症状が出ない病気なので、元気に過ごしていた人が、突然透析を勧められて驚くケースも少なくありません。

今日では、腎臓の構造や原疾患の究明など、様々なことが分ってきています。また、降圧剤や吸着剤など、症状を緩和する医薬もたくさん開発されています。

腎臓病をトータルで治療する腎臓の専門病院に行きましょう。日本腎臓病学会は、腎臓内科の専門医にかかると、透析に入るまでの期間が3年くらい延びると言って

います。

自分の病気は自分で治すためにも、腎臓を点検してくれる人は必要です。

③ 血液検査表の見方を覚えましょう

血液検査表は、腎臓病に限らず患者であれば必ずもらえます。もし、血液検査をしたにもかかわらず、渡してもらえないようでしたら、患者さん自身が申し出て検査表を受け取ってください。

検査表には、様々な項目がありますから、それぞれ何の検査か、その数値は何を意味しているのかを調べてください。

難しい略語が使われているため、素人にはわかりにくいのですが、粘り強くよく調べて覚えましょう。そ

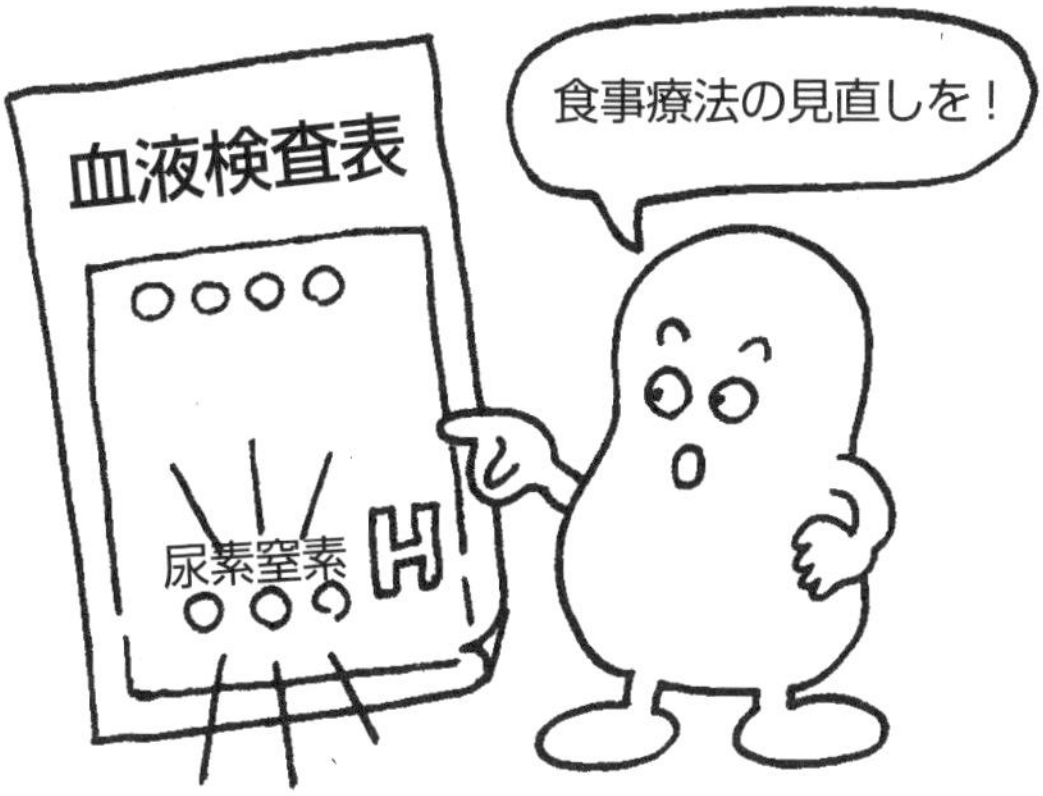

して、何を食べると、どの項目の数値が上がるのか、夜更かしを続けたときは、何と何の項目がどれくらい上がるかなど、数値の変化と生活との関係を調べましょう。

例えば、血液検査の数日前にステーキを食べたとすれば、検査では尿素窒素（ＢＵＮ）の数値が確実に上がります。勉強が進んだら、今度は検査項目間の関係性を調べましょう。

それは、食事でタンパク質の制限をしている人で、アルブミン（ＡＬＢ）と総タンパク量（ＴＰ）が基準値内にある人は、尿素窒素（ＢＵＮ）がなかなか下がらないとか、リン（Ｐ）が高くなるとカルシウム（Ｃａ）が下がる、などです。

ちなみに、基準値は健康を維持するためのものですから、タンパク制限をすると総タンパク量はしだいに基準値より低くなっていきます。

血液検査表の多くの項目で基準値に入っていることは大切ですが、腎臓病の食事療法を行うことで、必然的に総タンパク量は基準値を下まわってしまいます。

血液は身体の中の状態を詳しく教えてくれています。血液検査表の見方を勉強してみてください。

④ 血液検査表は、食べた結果の通信簿です

腎臓病の人は、あれは食べてもいいがこれはだめと、食べる物にこだわります。しかし、腎臓病の食事療法では、何を食べても構わないのです。食物を選ぶよりも、尿素窒素や尿酸値、その他ミネラルの数値が基準値内に治まるように、1日に決められた摂取量を超えないことが大切です。

タンパク質の1日摂取量は、健康な人で1日50～70グラムが適切であるとされています。腎臓病患者は、病気の進行に合わせて40グラムとか30グラムに減らすことになります。

自分の摂取量を確認しましょう。適量を超えなければ、ステーキを食べても刺身を食べてもかまわないのです。ただ、自分の病気に合わせて適切な食事を摂るには、どの食品にタンパク質やカリウムやリンがどれくらい含まれているかを、熟知する必要があります。

ご飯（白米）を茶碗に一杯食べると、おおよそ4グラムのタンパク質を摂ること

になります。リンはシラスや小女魚《こうなご》などの小魚、あじや鰯の干物、卵や納豆、乳製品に多く含まれています。カリウムは野菜ではパセリやほうれん草、果物ではアボカドなどに多く、特にわかめやひじきなど、昆布類は圧倒的にカリウムが多いことはご存じでしょう。このように、一つ一つの食品にタンパク質やミネラルがどれくらい含まれているか勉強していきましょう。

このような勉強を1ヶ月続ければ、普段食べている食品なら、その成分の量を一目で把握できるようになります。そうなれば、血液検査の数値に合わせて、食べ物の量をコントロールできるようになります。例えば、外食したときでも、たんぱく質やカリウム、リンなどの摂取量が概算ができれば、食べ過ぎたと後悔することもなくなります。

食事は人生最大の楽しみ、うまく工夫していろいろなものを食べられるよう努力してください。

食事制限を頑張りすぎると、タンパク質やカリウム、リンのことばかり気にしてカロリー不足になりがちで、栄養失調にならないよう注意することも大切です。

血液検査表の総タンパク量の項をチェックして、下がり過ぎていないか確認してください。血液検査表は、何をどのくらい食べたかの通信簿です。

⑤薬が変更された時は、必ず血液検査表をみて、数値の変化を調べましょう

最近、医療費削減を叫ぶ厚生労働省の指導もあり、医療現場では新薬からジェネリック薬品に切り替えるよう、勧めるようになってきました。新薬とジェネリック薬品は、医薬品としての効果効能が一緒であることが求められますが、薬の成分を錠剤にするときの固形物は、ジェネリック薬品を作る会社にまかされています。

しかも、新薬は慎重な治験を行って発売されますが、ジェネリック薬品は、治験が行われません。このため、病気で弱った人の身体にどんな副作用が出るか分からないのです。

内臓トレーニング実践者の中に、あるとき、今まで基準値内にあった肝臓の数値が、急に跳ね上がり、肝硬変になると予告された人がいました。もちろん、クレアチニン値も上がってしまったので、数値が上がった原因を一緒に探しました。

それまでの生活と変わったことをしたわけではなく、食事療法もそれまでとほとんど同じで、心当たりがありません。

ところが話を聞いていくと、ある薬がジェネリック薬品に変わったことが分かったのです。

そこで、すぐに主治医に相談して元の薬に戻してもらったところ、肝臓の数値もクレアチニン値も以前の数値に戻りました。

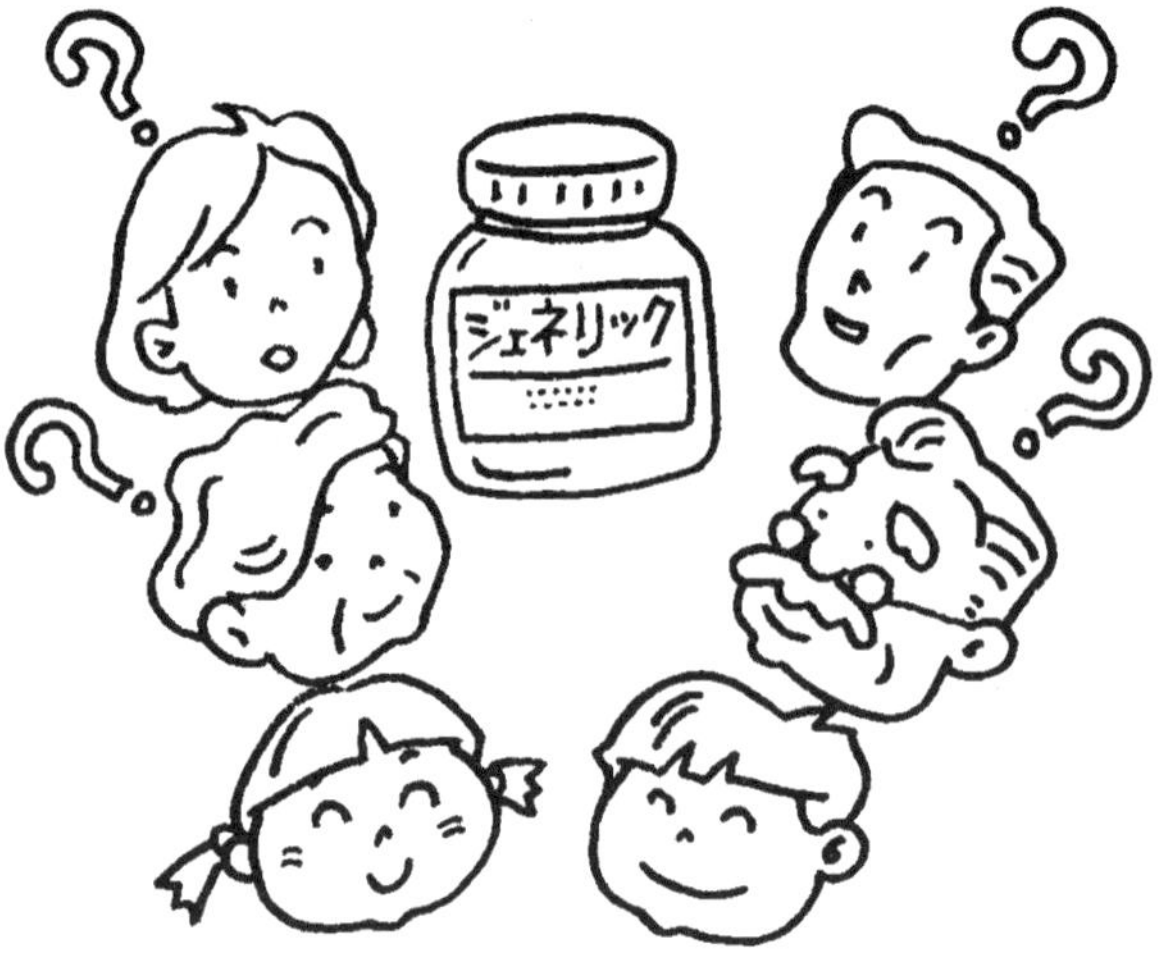

薬は病気や症状の改善のために服用しますが、時には、このようなケースも出てきます。体調を管理するため、常に血液検査表の数値を確認しましょう。

今回は、たまたまジェネリック薬品の例を挙げましたが、ジェネリック薬品が悪いと言うことではありません。多くの人にとって良い薬であっても、その薬が合わない人もいますので、注意しましょう。一般に、医薬品のみならず漢方薬やサプリメントのように、体に大きな変化をもたらす可能性のあるものを変えた時には、このようなケースも出てきます。

⑥自分で解決できる症状は、自分で解決しましょう

当クリニックには、「足が冷たいけれど、どうしたらいいでしょうか?」という相談が時々あります。そこで、「何か暖めることをしていますか?」と聞くと、靴下を履いている程度で、何もされていないことが多いのです。

解決策は、足首を動かすなど血液の流れを良くすることです。もっと簡単な方法

は足を暖めればいいのです。布団に入ったり、ストーブに足をかざしたり、コタツに入ったり、お風呂に入ったり、自分の手で足をさすってあげてもいいです。

身体が元気であれば、何もしなくても冷えは解消するでしょうが、病気になっている身体は、手を加えてあげないと、簡単には解消しません。

病院で治療を受けながらでも、自分でできる事を行うことが、身体を元気にしていくことになります。寒いと手をこすり合わせ、ハーッと息を吹きかけます。誰もが行なう手の冷えを解消するための行動です。

皆さんも様々な方法を知っているはずです。もう一度思い出して、症状改善のために役立ててください。

⑦自覚症状を解決するために、日々記録を取ってみましょう

足の冷えなどと違って、体内の変化から来る自覚症状は、患者さんには分りにくいものです。お医者さんにお願いするのも当然かもしれません。でも、患者さんが

その気になれば分ることもあるのです。

だるさやむくみ、疲れやすさなど、病気のつらさは、その日ごとに違いがあります。しかも、つらさの程度も違います。生活の中のどの場面で、どんな症状が、どの程度の強さで出たか、1ヶ月間にわたって細かく記録してみましょう。

そうすれば、その日の過ごし方と症状との関係性が分ってきます。

例えば、次のような記録です。


夫（妻）の病気のことを心配していたら、血圧が190mg/hに上がってしまった。この日は午前中はめまいがして寝ていた。午後になって一段落したので起きてみた。しかし、階段を一歩登る毎に胸がどきどきして、5段登るごとに一息休まなければならなかったトイレに行ったとき、お風呂に入ったとき、人と会話をした後など、症状と生活の場面との関係について記録をとりましょう。

それぞれの場面ごとに、どんな症状が出て、どの程度の症状が出るか分かってきます。それによって自分の病気との付き合い方が分かることもあるでしょう。

自分のライフスタイルの記録は自分の病気への処方箋になります。ただし、自分勝手の判断は良くありません。症状が出たら、すぐに主治医に相談することも大切です。

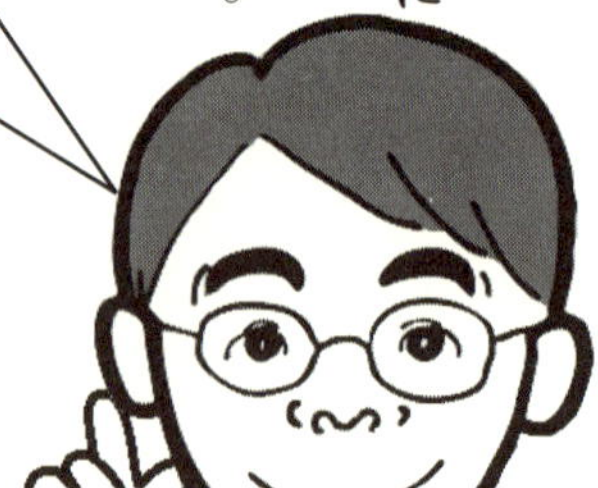
最後に、病気に追い詰められ、絶望的な状態から立ち直った人たちの記録をお伝えしましょう。

(1) 糖尿病性腎症のHさんの実践例

糖尿病性腎症とは

糖尿病性腎症とは、糖尿病の3大合併症のひとつで、完治が難しく最後は透析に入る難病です。

糖尿病には、遺伝により発症する「1型糖尿病」と、過度な栄養の摂りすぎなど、日々の生活の中から発症する「2型糖尿病」とがあります。いずれの場合も、高血糖や高血圧のまま10年以上経過すると、腎臓にある糸球体という毛細血管が壊されたり、血管の内皮細胞が破壊されて腎不全になります。

腎不全には様々な病気がありますが、透析に入る病気のなかでは糖尿病性腎症が最も多くなっています。

自覚症状は、かなり進行してからでないと現れないため、病気を放置することが多く、むくみやだるさが出現し、頭痛、吐き気、立ちくらみなどの自覚症状が出たときは、すぐに透析に入ることになります。

治療法としては、糖尿病の治療として血糖のコントロール、血圧コントロールに加え、蛋白質及び塩分の制限と、リン、カリウム、鉄分などのミネラルのコントロールが加わります。

糖尿病では運動が推奨されますが、腎臓病では激しい運動を控えるよう指導されます。また糖尿病では低カロリーを求められますが、腎臓病では高いカロリー摂取が求められます。

このように相反する治療を行うことになり、闘病生活は大変複雑になります。いずれにしても、患者自身が自分で病気をコントロールして行かなければなりません。

内臓トレーニングを始める前は…

奈良県在住のHさん（35歳、女性）は、子供のころから1型糖尿病と診断され治療を行ってきました。そして、30歳のとき糖尿病の合併症である糖尿病性腎症を併発していると診断されて、腎臓病の治療もはじめました。しかし、腎臓の機能が低下して脱力感が抜けなくなり、一日通して仕事を続けることが難しくなってしまいました。

主治医に相談したところ、午前中だけ働いて、午後は昼寝をして体力の回復を図ることを勧められました。

そこでHさんは、お昼に退社し、3時頃から昼寝をする毎日を送りました。

しかしながら、症状の改善もなく、若くして人並みの生活も送ることができないことに不安を感じ、現状打開を模索しはじめました。

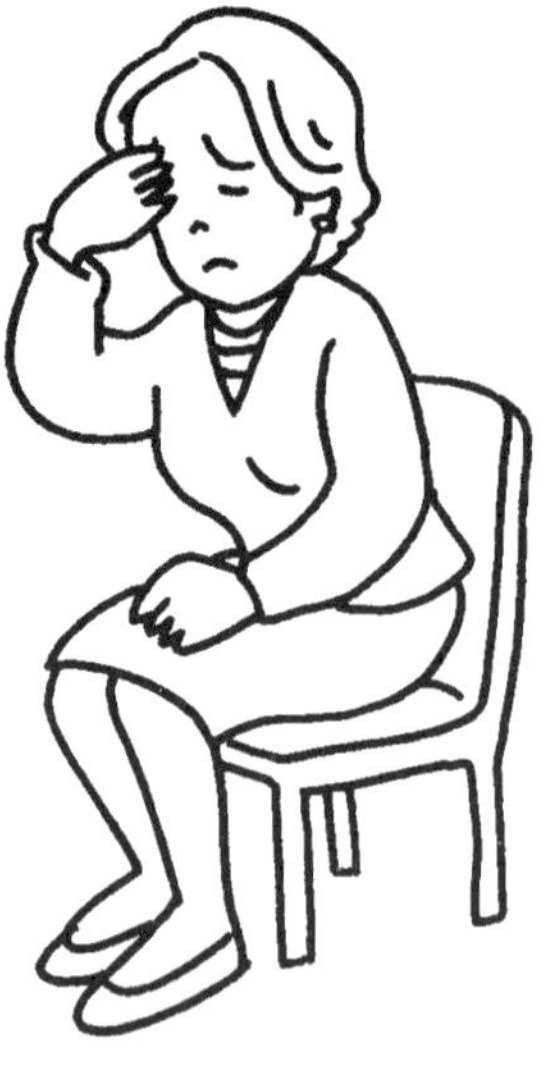

内臓トレーニングとの出会い

そんな時、インターネットで内臓トレーニングを知り、医療では治らないという腎臓病のクレアチニンの数値は下がり、糖尿病のヘモグロビンＡ１ｃも下がるという説明に注目しました。

糖尿病にも腎臓病にも血流改善と食事療法が大事だという内容に納得して、内臓トレーニングに取り組むことにしました。

取り組むに当たって、ヘモグロビンＡ１ｃを下げたい。クレアチニン値の上昇を抑えたい。そして、一日でも透析に入るのを遅らせたいという目標を立てました。

自宅に帰ってからは、病状に関する相談やトレーニングメニューと食事指導は、全て電話とメールで指示を受けました。

実践後の数値、体調の変化

Ｈさんが内臓トレーニングの実践を決めたとき、クレアチニンの数値は１．６１、腎臓機能の残存率（ｅＧＦＲ）は31%でした。

内臓トレーニングに励んだ９ヶ月後、ヘモグロビンＡ１ｃは５．８と基準値に入り、クレアチニンは１．２７、ｅＧＦＲは42%にまで回復しました。

透析の心配もなく、毎日、フルタイムで働くことが出来るようになり、旅行に行ける体力も付いてきました。何よりも将来に希望を持って生きられることが大きな喜びとなっています。

【 内臓トレーニング実践の治療実績 】

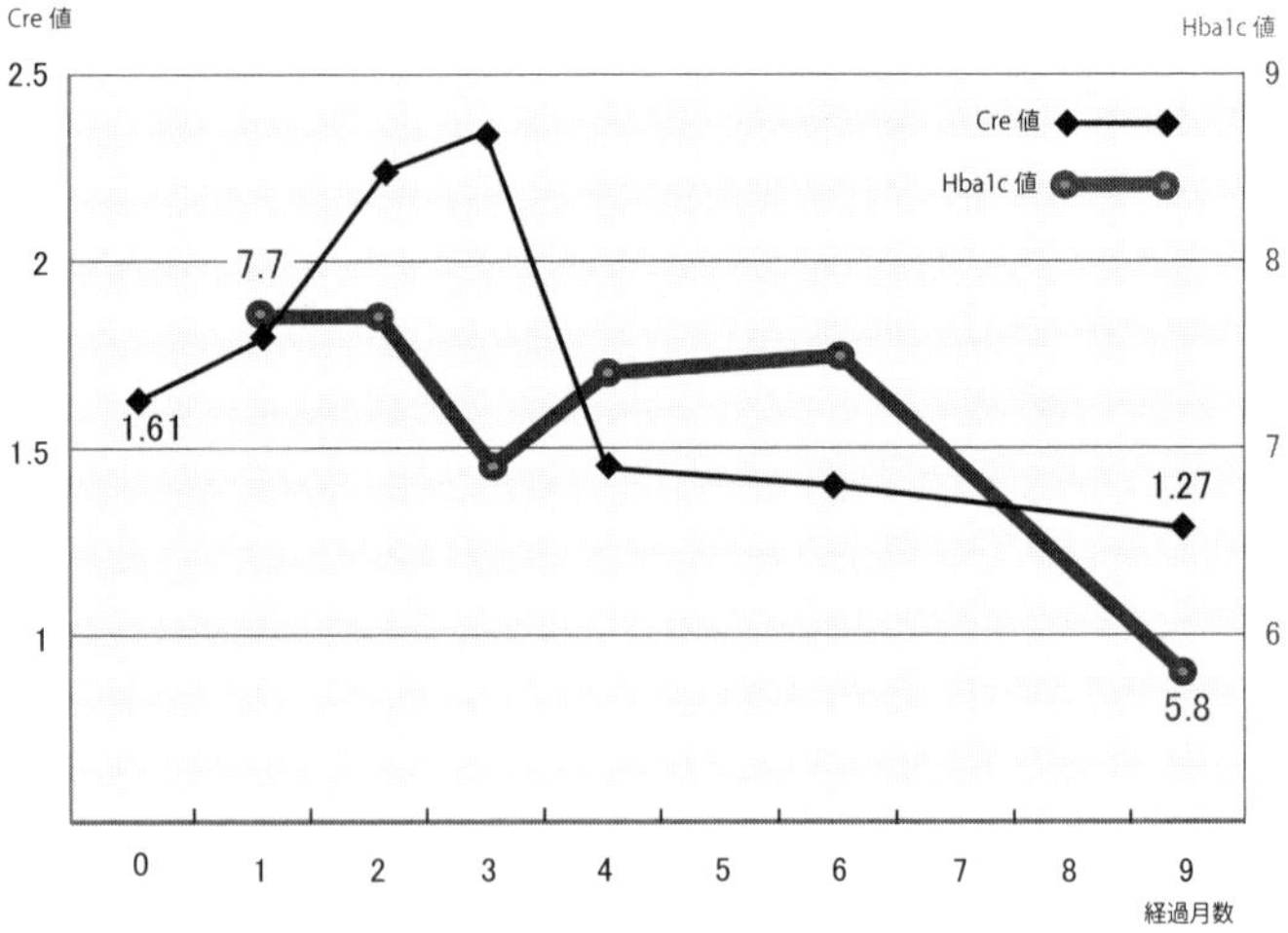

実践後の数値、体調の変化

Hさんは自分の病気を何とか治したい一心で、内臓トレーニングにも真剣に向かい合い、内臓トレーニングの基本であるふくらはぎ、足の裏、脊髄への刺激を約3ヶ月間、毎日5時間実践しました。

内臓トレーニングを始めた3日目から、「足がポカポカした」「腸がグルグル鳴った」「熟睡した」「身体が軽く感じられる」「腰も軽くなった」など、体調に良い変化が見られました。その反面、トレーニングを始めたばかりの頃には、足首がむくみ、肩こりがひどく苦痛だという訴えもありました。

良い変化があったのは、滞っていた血流が活発になり、細胞に酸素と栄養が行き届くようになったからです。

【 内臓トレーニング実践の治療実績 】

	2010 7月	8月	9月	10月	11月	2011 1月	4月
ｸﾚｱﾁﾆﾝ	1.61	1.83	2.21	2.31	1.44	1.38	1.27
HbA1c		7.7	7.7	6.9	7.4	7.5	5.8
ﾄﾚｰﾆﾝｸﾞ時間（h）	**3.5**	**2〜3**	**2〜3**	**2〜3**	**5〜6**	**3〜6**	**4**

内臓トレーニング実践初期の体調の変化

内臓トレーニングを始めた直後には、かゆみが出たり、腰痛が激しくなったりするなど、悪い症状が出る人がいます。血流の活性化は体に大きな負担を掛けるため、実践者の最も弱っている部分が、より悪化してしまうことがあるのです。

Hさんの場合は、むくみや肩こりとして現れました。しかし、翌週になるとむくみが取れ、肩こりもなくなり、4週間目にはむくみが全くなくなりました。その後、更に貧血も解消され、立ちくらみの回数も少なくなりました。これらの改善は、内臓トレーニングの負荷に耐えるだけの体力が付いてきたことによるものです。内臓トレーニングの初期には、よい変化と悪い変化の両方が同時に出てきます。しかし、トレーニングを進めるにしたがって、ほとんどの人が体調の良さを感じるようになり、それと共に数値も改善していきます。

ダイエットから低体温になってしまった女性が、内臓トレーニングを始めると、体調を崩す人もいます。しかし、体調が戻ると共に体重が減ってくる方が多いのは、血流が良くなり代謝が改善されている証ではないでしょうか。

数値が下がらず悩んだ時に…

Hさんが内臓トレーニングに取り組んだ年は大変な猛暑で、体調を崩してしまったためトレーニングが不足し、血液検査の結果も思わしくありませんでした。まだ、トレーニングを始めて2ヶ月では猛暑を乗り切るだけの体力を付けることは難しかったようです。この頃、クレアチニン値は上昇を続け、3ヶ月目には2．31となり、不安を抱えたHさんから「なぜクレアチニン値だけが下がらないのですか」と、何度か連絡が入っていました。

ただ、Hさんの話を聞いていると、クレアチニンの数値以外は、全ての数値が下がっていて、だるさも取れてきて体調もいいことから、きっとクレアチニンの数値は下がると確信していたようです。

後に、この当時の心境を聞いてみると、「腎臓病は簡単には治らない手強い相手だから、時間が掛かっても自己管理を続けよう」と、一生懸命自分に言い聞かせて、内臓トレーニングに励んでいたそうです。

内臓トレーニングと自己管理の相乗効果

内臓トレーニングではクレアチニンの数値を下げることが出来るため、数値の上昇の原因が分っていれば一時的な数値の上昇を気にする必要はありません。それよりも、むくみや、頻尿などの症状が改善し体調がよくなる方が大切です。この月に、むくみが消えたことから、主治医は利尿剤を半分に減らしたそうです。

ただ、糖尿病の治療については、インシュリンポンプ（ＣＳＩＩ）を外して、Ｈさん自身が管理することにしました。これは、タイミングが合わず、血糖値が不安定になったためです。

内臓トレーニングに取り組むと、血糖値やクレアチニンの数値の変化を追うようになり、医者任せから脱出して、自ら病気の管理をするよう意識が変わってきます。冬には、内臓トレーニングを毎日３～４時間実践し、むくみや立ちくらみもなくなり、クレアチニンも１．３８と下がってきました。

Hさんの現状

春になると、朝、昼、夕方と散歩が出来るようになり、補助器具を持参して旅行もできるようになりました。

内臓トレーニングに取り組んだ1年後には、クレアチニンの数値が、実践前の1．61から1．27に下がり、ヘモクロビンA1cも7ヶ月間で7．3から5．8に下がってきました。

体調としては、尿量が増え、熟睡が出来るようになり、2駅間を歩き通す体力も付いてきたそうです。

17ヶ月後の現在は、病気の進行を抑えることができ、健常人と変わらないオフィス生活もできるようになりました。内臓トレーニングは、平日は3時間、休日には3～5時間行っています。

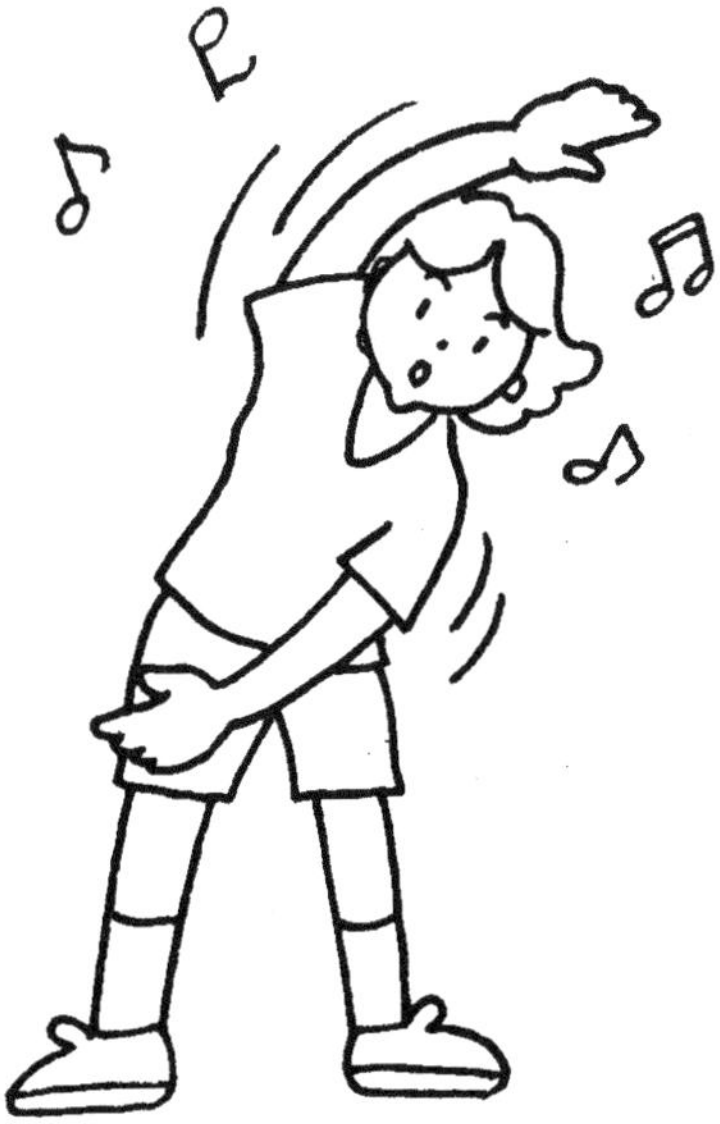

考察

内臓トレーニングを始めたころのHさんは、糖尿病とは付き合いが長く、病気のことも自己管理も、医師より詳しいくらい勉強していました。しかし、腎臓病との付き合い方は全く分かりませんでした。

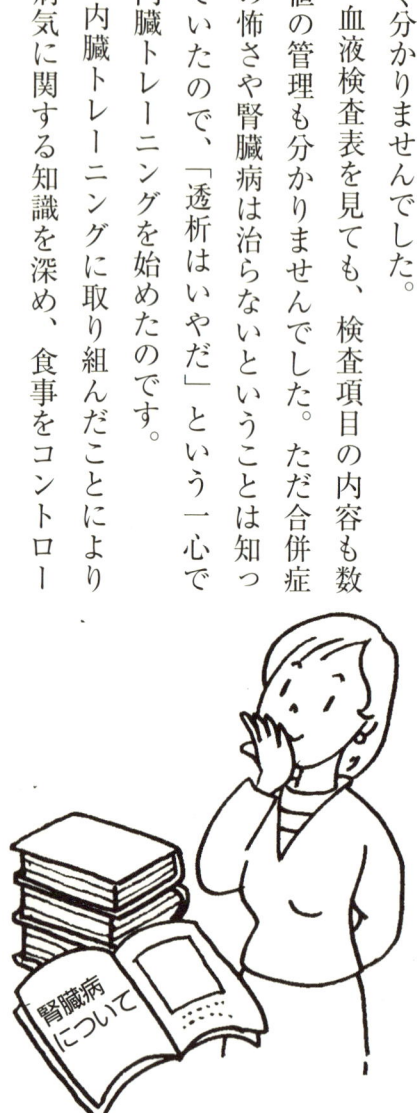

血液検査表を見ても、検査項目の内容も数値の管理も分かりませんでした。ただ合併症の怖さや腎臓病は治らないということは知っていたので、「透析はいやだ」という一心で内臓トレーニングを始めたのです。

内臓トレーニングに取り組んだことにより病気に関する知識を深め、食事をコントロー

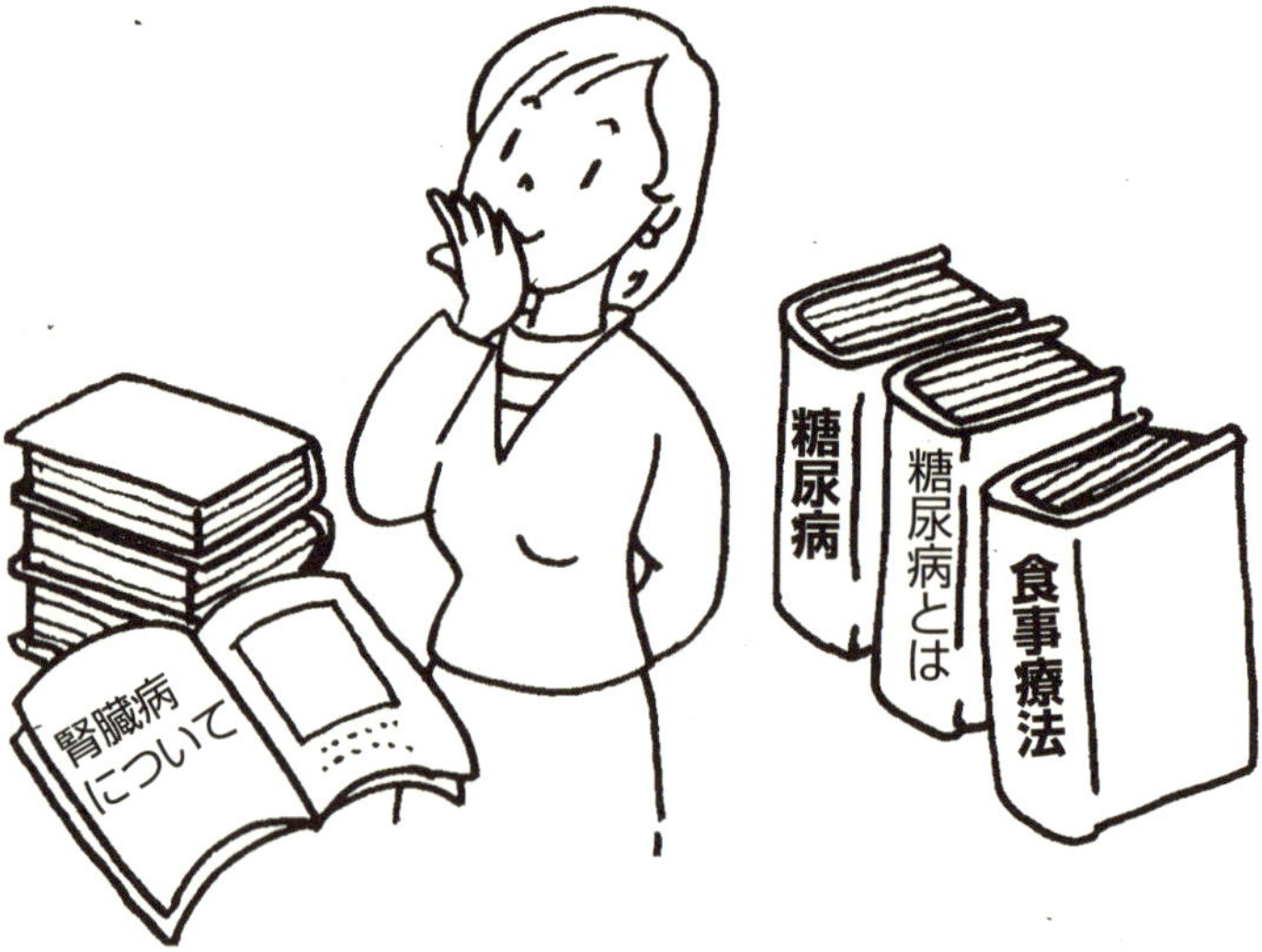

ルし、生活の質を高めることが出来るようになりました。

Hさんは血液検査の数値に一喜一憂しながらも、数値の上がり下がりの原因を理解し、生活をコントロールできるようになりました。この結果、良好な体調を取り戻しただけでなく、病気と闘っていく方法を培《つちか》ったといえます。

難病の宣告を受けた人の中には、身辺整理をした人もいます。

皆さん一様に「絶望」しか残されていないと落胆されていますが、内臓トレーニングと出会ったことにより、明日に希望を繋げている人がいることを知って欲しいのです。

(2) 腎臓病のMさんの実践例

内臓トレーニングを始める前は…

熊本県在住のMさん（65歳、男性）は、定期的な健康診断も欠かさず、健康には人一倍気をつけていました。定年退職後の健康診断で、クレアチニン値が基準値を超え1．20となったため、かかりつけの病院で治療を受けながら、自分でも生活習慣や食事内容を変更し、数値の経過を見ていました。

Mさんは、身近に透析を受けている人がいたため、腎臓病の進行の様子やクレアチニンの数値の持つ意味、透析のつらさなど、腎臓病に関して様々な知識を持っていました。

内臓トレーニングを知る前年の夏に、クレアチニン値の改善が思わしくないので、日課のスローランニングに力を入れたそうです。いつも以上に汗をかき、体調も良かったので、検査数値に期待したそうですが、一気に1．66まで上がってしまいました。

その後、運動を控えて生活を元に戻しましたが、数値が下がらないので、透析になるという不安が大きなストレスになっていました。

内臓トレーニングとの出会い

内臓トレーニングを知ったのは、腎臓病について検索しているときでした。自分で自分の「自然治癒力」を高める、血流を改善するという内容に共感し、内臓トレーニングを始めました。

Mさんの腎臓病は、自覚症状のない初期の段階なので、目標はクレアチニン値を下げて、基準値内に戻すことでした。Mさんは、透析になるという不安を解消したい一心で、頑張りました。

実践後の数値、体調の変化

内臓トレーニングを始めたときのクレアチニン値は1．66でした。その後、1ヵ月に1回の血液検査のたびに、順調にクレアチニン値が下がり、5ヶ月目には基準値内の0．99まで下がりました。

内臓トレーニングを始めて2、3日で、睡眠導入剤なく眠れるようになったり、血圧が下がってきたりと良い変化が出たと、うれしそうに報告してくれました。検査のたびに薬の処方が減り、ついに内臓トレーニング前は5種類だった薬も、1種類になりました。

実践後の数値、体調の変化

食事の管理は奥さんがプロ並みに管理されていましたので、Mさんは内臓トレーニングに集中して取り組むことができました。検査結果ごとの連絡で、様々な検査数値が下がっていき、Mさんの「透析になる」という不安が解消されていく様子がわかりました。

もともと運動が好きな方だったので、腎臓のために日課のスロージョギングをセーブしていることが、ストレスになってきました。Mさんと一緒に考えながら、

【 内臓トレーニング実践の治療実績 】

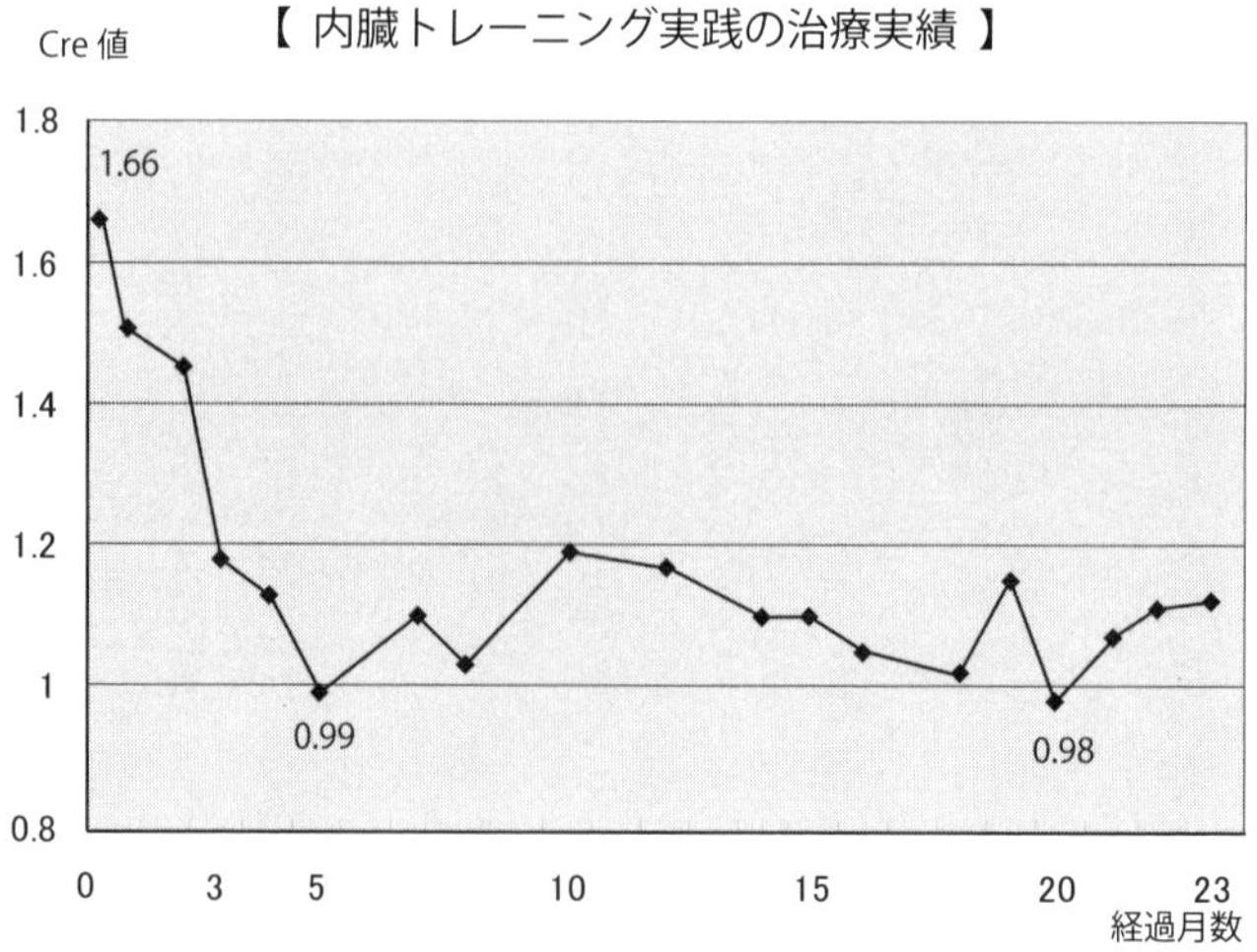

時間と距離を決めず、毎日の日課にしないウォーキングからスタートしました。ストレスの解消ができたことと、適度な運動も病気の改善につながりました。

内臓トレーニングを始めて20ヶ月目に、クレアチニン値0．98、eGFR59．9％まで数値を戻し、担当医からは「腎臓病ではなかった」と言われたほどです。

実践後の数値、体調の変化

現在は、目標をeGFR65％として、毎日がんばっています。最初の透析になるという不安感や、是が非でもクレアチニン値を下げたいという気持ちが和らぎ、最近では穏やかな状態で、日々を過ごされているように感じられます。

数値が上がった時に…

半年の間、順調に数値が下がり続けたMさんですが、徐々にクレアチニン値が上がってきました。一般に多くの実践者は、クレアチニンが下がると、気持ちが緩んでトレーニングの時間が短くなったり、食事の制限がゆるむことが多くなり、数値が上がってしまいますが、Mさんの場合は逆でした。0．99という基準値内の良い結果が出たことで、もっと良くなりたいと自己管理に力が入ってしまったのです。

内臓トレーニングにかける時間も、1日7~8時間を継続し、食事の制限もより厳しくされました。

Mさんの現状

内臓トレーニングも、体力以上の刺激をすると疲れが出ます。食事で塩分を控えすぎれば血圧が下がりすぎますので、腎臓に血液が届きません。

Mさんと連絡を取り合いながら、自己管理を徐々にゆるめましょうと伝えました。腎臓病の怖さを知っているが故に、クレアチニン値の変化に一喜一憂してしまうのですが、原因がわかれば修正することができます。

Mさんも節制をゆるめることに不安がありながらも、自分の身体を信じて少しずつ修正していくことができました。

検査結果を元に自己管理を調整して、内臓トレーニングは1日4時間前後に、食事も極端な節制はせず、奥さんの手料理と、時々外食を楽しむくらいになりました。20ヵ月目には、クレアチニン値は0．98まで下がり、その後も1．10台を維持されています。

定期的に通っている病院でも、月に1回の検査が1ヶ月半～2ヶ月に1回の経過観察となりました。

これまで自粛されていたスロージョギングも、楽しむ程度に再開し、良いストレス解消になっているようです。友人との旅行の前後には、気合を入れて内臓トレーニングを6時間行うようにしています。そのことにより食事制限がゆるむ前提で、Mさんにとって安心材料になっているようです。

Mさんの現状

Mさんの腎臓病は、病期が初期の段階で気がついたことが一番幸運でした。透析の不安なく、普通の生活に戻りつつあることは、私にとって最も喜ばしいことです。

考察

腎臓病は進行していけば、食事療法が厳しくなり、日常生活での制限も多くなってきます。内臓トレーニングの実践結果でも、数値の高い人の改善率は悪く、病期が進んでいると、リスクが大きくなることを裏付けています。Mさんのように、初期であればあるほど、腎臓の残存機能が多く改善する可能性は大きいです。

Mさんは腎臓病と診断される前から、病気の怖さ、透析の実態を知っていたことが、自分の身体を守るために役立っています。

内臓トレーニングを始めてからは、血液検査の数値の見方や、身体の仕組みについて、納得いくまで質問し、自分の知識とされました。

(3) 透析23年目のSさんの実践例

内臓トレーニングを始める前は…

Sさんは23年間、週3回透析に通っています。家族の大黒柱として今も商店を経営して元気に暮らしています。

慎重で、生真面目な性格から常に腎臓病のことを勉強し、自覚症状の一つ一つを詳しく調べて治療し、厳しく食事制限を続けてきました。今では、透析23年間の経験を生かして、透析前の腎臓病患者さんを透析に入れないための啓発活動を行っています。

透析を続けていると、様々な合併症が心配になります。Sさんの場合は大きな合併症もなく日々仕事に励んでいますが、それでも腎臓病の患者さんに共通する高血圧や静脈瘤などの症状に悩んでおり、少しでも不快な思いを解消しようと内臓トレーニングに取り組みました。

実践後の数値、体調の変化

高血圧症については、降圧剤を毎日3種類飲んでも、3ヶ月の平均血圧は、高い方が155、低い方が87でした。

トレーニングを始めて3ヶ月後には、降圧剤が減ったにもかかわらず、血圧が130と76．4に下がりました。以後、降圧剤が2種類減ることになりました。

左右の足に静脈瘤がくっきりと浮きでていましたが、内臓トレーニングを始めて10ヶ月後に、静脈瘤がなくなっていることに気づきました（123頁参照）。手術しないで治ってしまったために、腎臓への負担がなくて良かったと喜んでいました。静脈瘤全快とともに、それまで引きずっていた踵を引きずることもなくなり、キビキビと歩くようになっていました。

Sさんは、寝るために布団にはいり足が温まってくると、下半身に虫がはい回るようなむずがゆさを感じて熟睡が出来ませんでした。この症状も、いつから消えたか分りませんが、気がついてみれば全く感じることが無くなっていました。

その他、皮膚がつややかになり、やや黒ずんでいた皮膚が白くなり、つややかにもなりました。

考察

高血圧症、静脈瘤、むずむず足症候群の発症原因は、いずれも下半身の血流が滞ったことが原因です。激しい運動を控えざるを得ない腎臓病のみなさんに共通する症状です。内臓トレーニングで毎日ふくらはぎや、足の裏を刺激したことにより、全身の血流が良くなり、下半身に溜まっていた静脈血とリンパが動いたことが、症状回復の決め手となりました。皮膚がつややかになったのも、血流によるものです。

また、踵の引きずりが無くなったのは、トレーニングの刺激により、筋肉が付いたことによります。内臓トレーニングは、透析患者さんの合併症予防にも効果があります。合併症予防のために内臓トレーニングを始めたところが、透析が週3回から2回になった人もいます。

おわりに

静岡トレーニングクリニックを開院して内臓トレーニングによる腎臓病治療を行ってきました。この間の臨床結果をまとめてみたところ、興味深い結果が出たことから、周囲の人たちに押されるまま本書を出版した次第です。

この結果は、内臓トレーニング実践者の主治医さん達が、一生懸命治療したからこそ出た結果であり、実践者とその主治医さんに深く感謝しています。

静岡トレーニングクリニックにおける治療では、4つのことを心がけています。

一つ目は、透析に入ろうとしている人を一人でも減らそうと努力しています。患者さんは、透析に入るのを延ばせると思えば一生懸命がんばります。

二つ目は、内臓トレーニングという治療法の確立を目指しています。内臓トレーニングの実践者と交流する中で、こちらの意図しない効果を発見する実践者がいます。彼らから情報をもらってより完成度の高いトレーニングになりました。医師と患者による双方向の治療法で、これからも情報をもらうことによってさらにグレードアップしていくことでしょう。

三つ目は、患者さんの受診後のアフターフォローの充実を図っています。腎臓病が生活習慣病であることから、患者さんが自分で腎臓病と向き合う習慣をつけられるような仕組みを考えました。自宅でトレーニングに励めるよう、病気の評価をクレアチニンを中心に、目標を単純化しました。

四つ目は、患者さんと双方向の関係を作ることに努力しています。自宅でのトレーニング結果を、実践報告書としてを毎月提出してもらい、クリニックと患者さんが協力して、生活や食事の様子、体調の変化について検討しあいました。双方向の関係を築けた実践者ほど、大きな治療効果を出しています。

このようなクリニックは、現在の医療制度の下では存立が大変困難ですが、生活習慣病の治療形態の一つとして提案とさせていただきました。

最後に、治療後全国の内臓トレーニング実践者に、きめ細かいフォローをしてくれている社団法人内臓トレーニング協会のスタッフの皆さんに感謝します。特に、治療方法の確立を支援してくれた望月みや子さん、資料を整えてくれた坂本浩美さんに感謝申し上げます。

付録　社団法人 内臓トレーニング協会について

設置目的　内臓トレーニングの普及を図る
理　　念　・内臓トレーニングを通して病気の人、健康な人を支援する
　　　　　・透析患者を減らし、年々増加する医療費を削減する

【活動内容】

◎内臓トレーニングに関する広報活動

1　ホームページを開設して会員の活動を紹介しています
2　内臓トレーニングに関するＤＶＤ（腎臓病編）を無料配付しています

◎会員（内臓トレーニング実践者）のサポート

1　相談窓口の開設
2　会報「内臓トレーニング通信」を発行しています

◎健康セミナーの開催

内臓トレーニングを通じて、腎臓病に関する啓発活動のため、全国で開催しています

◎**健康教室の開催**

内臓トレーニングの体験会を行っています

◎**組織の概要**

名　称　社団法人　内臓トレーニング協会

所在地　静岡県静岡市駿河区620-1

内臓トレーニングに関するお問い合せは、

協会にお問い合せ下さい。

内臓トレーニングに関する情報は、

協会で一括管理しています。

社団法人 内臓トレーニング協会

電話　054-270-6627

FAX　054-286-2596

E-Mail　info@naizou.jp

URL　http://www.naizou.jp

著者プロフィール　医学博士 廣岡　孝（ひろおか　たかし）

平成 2年 3月　名古屋大学　医学部　卒業
平成 7年11月　ワシントン大学（セントルイス）医学部 研究員
以後 名古屋大学関連病院勤務を経て
平成21年 4月　静岡トレーニングクリニック　勤務
平成22年 4月　静岡トレーニングクリニック　院長
専門医等　日本人間ドック学会（専門医）、日本産科婦人科学会（専門医）、日本抗加齢医学会（専門医）、日本体育協会公認スポーツドクターなど多数
所属学会等　日本腎臓学会、日本透析学会、日本東洋医学会　他
アメリカ内分泌医学会　他
社団法人内臓トレーニング協会　顧問

静岡トレーニングクリニック
〒422-8045　静岡県静岡市駿河区西島619
TEL　０５４－２９３－９０２９
E-Mail　info@shizu-tore.jp
URL　http://www.shizu-tore.jp

内臓トレーニングについての疑問・質問は下記、
社団法人 内臓トレーニング協会へお問い合わせください。
TEL　054-270-6627
FAX　054-286-2596

腎臓病をなおす　内臓トレーニングでクレアチニン値は下がる

2016年1月20日　初版第3刷発行
著　者　廣岡　孝
発行者　松澤 和輝
発行所　アイシーアイ出版
東京都豊島区千早3-34-5（〒171-0044）
TEL & FAX 03-3554-0924
E-mail　ici@abox.so-net.ne.jp
発売所　星雲社
東京都文京区大塚3-21-10（〒112-0012）
TEL03-3947-1021　FAX03-3947-1617
印刷・製本所　モリモト印刷

ISBN 978-4-434-16647-1 C0077